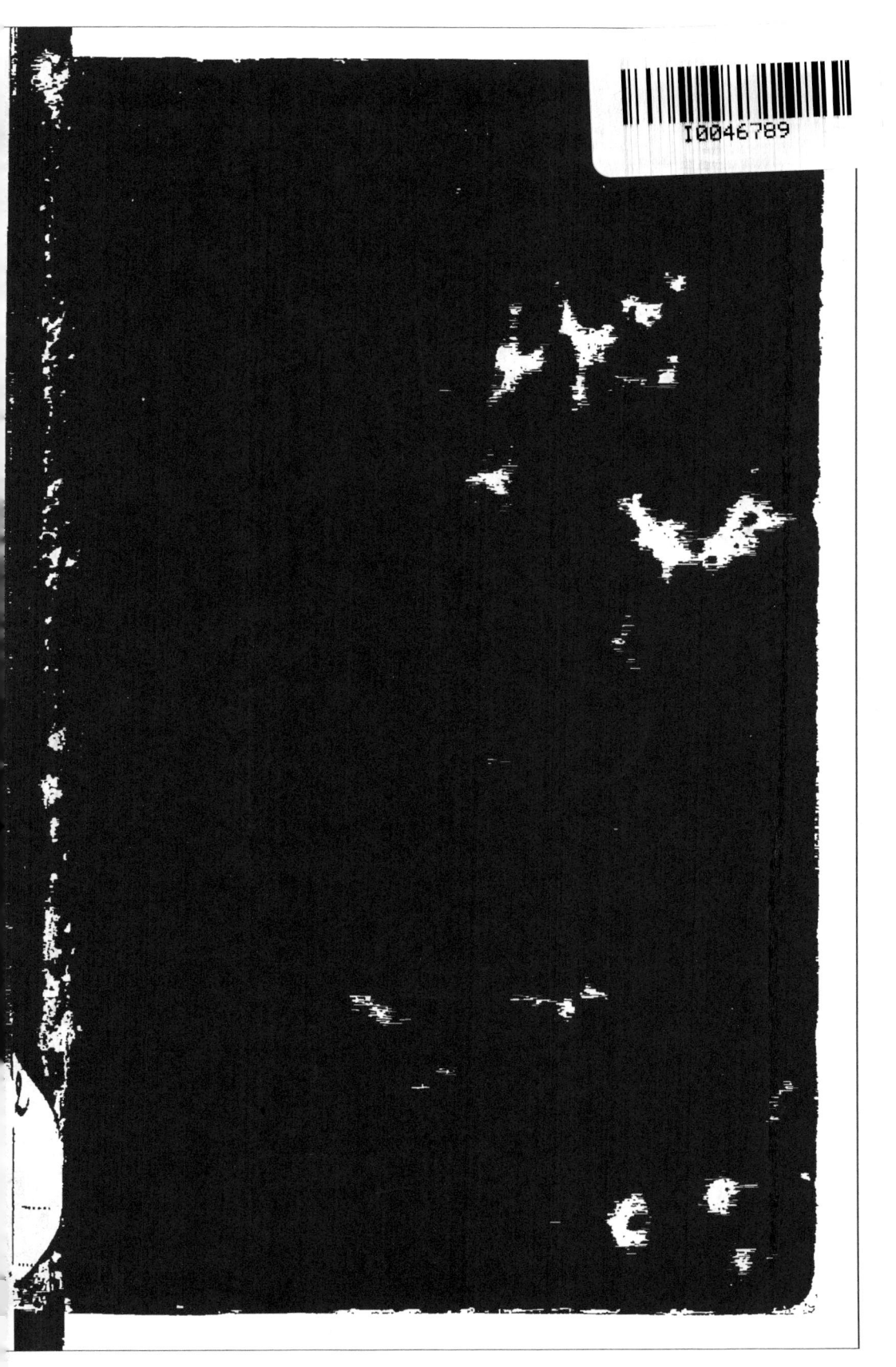

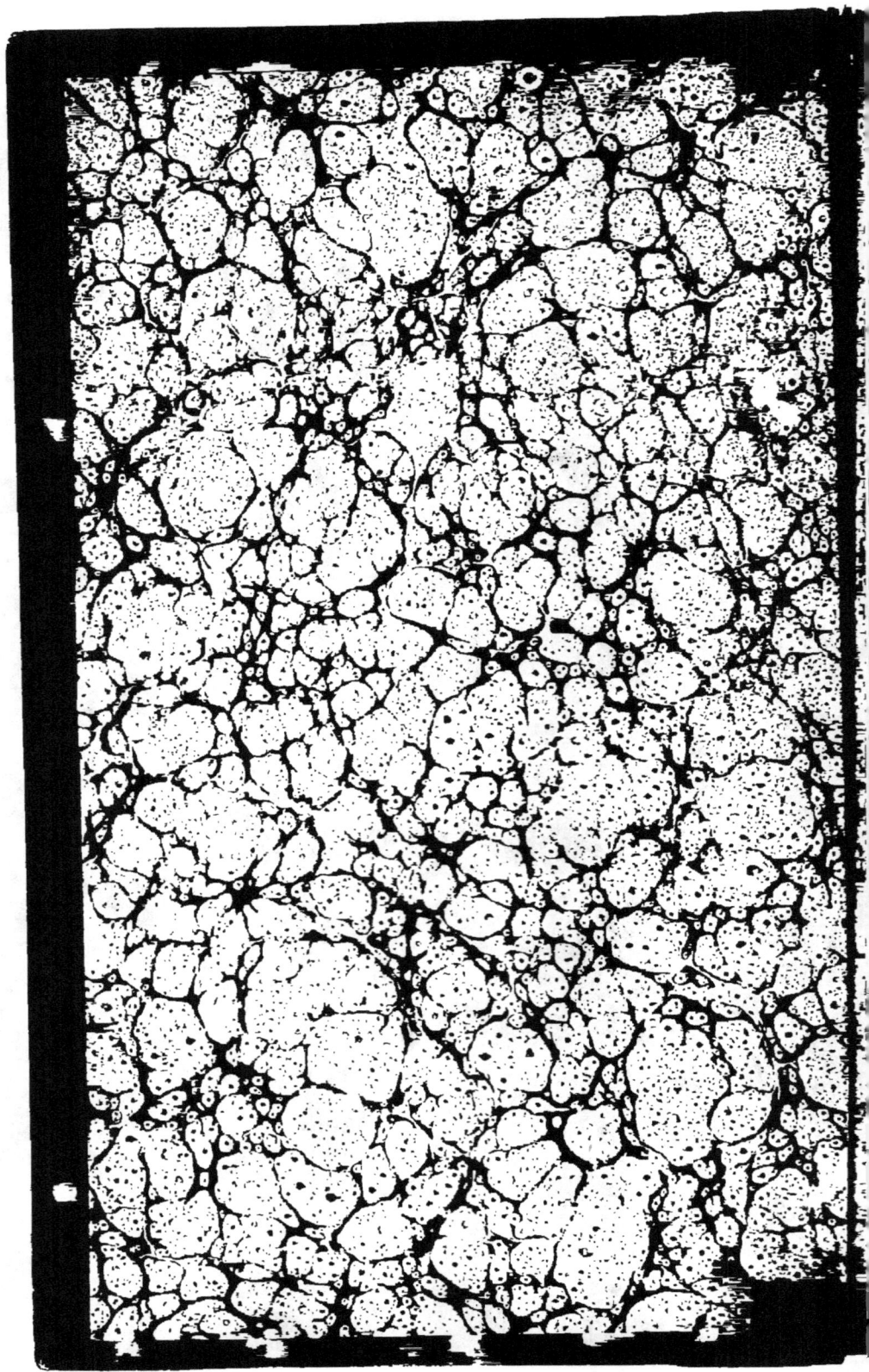

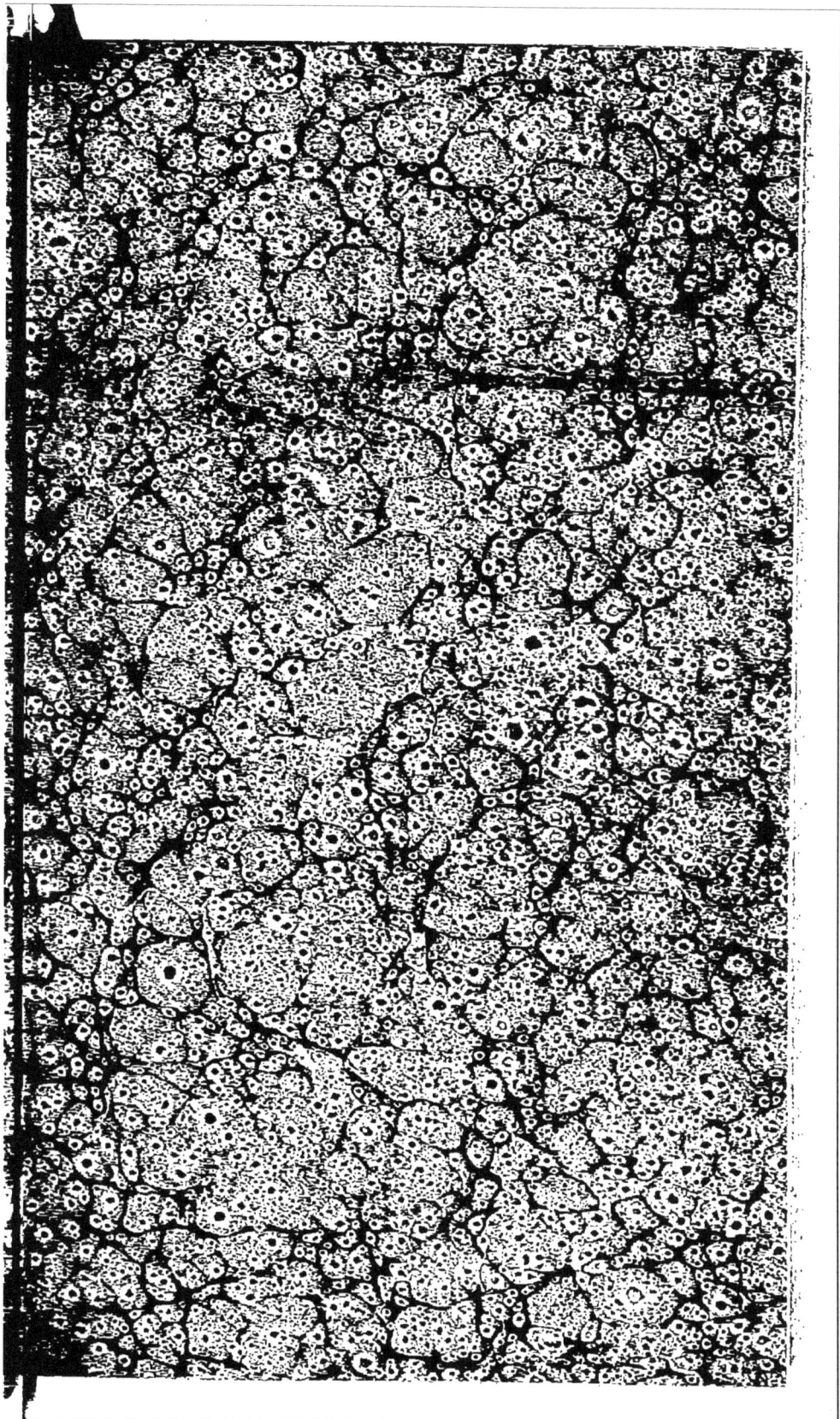

48

MANUEL

DE

MÉDECINE LÉGALE.

On trouve chez le même libraire :

BOUCHARDAT. Cours de chimie élémentaire ; Paris, 1835, 1 fort vol, in-8 avec fig.   8 fr.

PERSON. Cours de physique à l'usage des élèves de philosophie ; Paris, 1835. 1 fort volume in-8 avec fig.   8 fr.

DEVERGIE, Médecine légale, théorique et pratique, à l'usage des médecins et des avocats; 2 vol. in-8 ; Paris, 1835 (sous presse).

SALACROUX. Traité élémentaire d'histoire naturelle, comprenant la zoologie , la botanique, la minéralogie et la géologie ; 1 fort volume in-18 de 700 pages, avec un grand nombre de figures gravées sur acier ; Paris, 1835 (sous presse).

PETITE CHIMIE ET BOTANIQUE des Écoles, ou Notions élémentaires de ces deux sciences , par un professeur ancien éiève de l'École polytechnique : Paris , 1835 , 1 vol. in-18.   1 fr. 50 c.

FOY. Nouveau formulaire des praticiens, contenant 2,000 formules magistrales et officinales, suivi des secours à donner aux asphixiés et aux empoisonnés, et d'un mémorial thérapeutique ; Paris , 1833 ; 1 fort vol. in-18 de 750 pages.   4 fr. 50 c.

HUMBERT. Manuel pratique des maladies de la peau , appelées syphilides, d'après les leçons cliniques de M. le professeur Biett; Paris, 1833 ; 1 vol. in-18 de 220 pages.   2 fr.

PARIS. — IMPRIMERIE DE FÉLIX LOCQUIN , 16, rue N.-D.-des-Victoires.

MANUEL

DE

MÉDECINE LÉGALE,

A L'USAGE DES JURÉS, DES AVOCATS ET DES OFFICIERS DE SANTÉ.

PAR A. BRIERRE DE BOISMONT,

DOCTEUR EN MÉDECINE DE LA FACULTÉ DE PARIS,
CHEVALIER DE LA LÉGION-D'HONNEUR
ET DU MÉRITE MILITAIRE DE POLOGNE, etc.

ANNOTÉ

PAR M. ORFILA,

DOYEN DE LA FACULTÉ DE MÉDECINE DE PARIS.

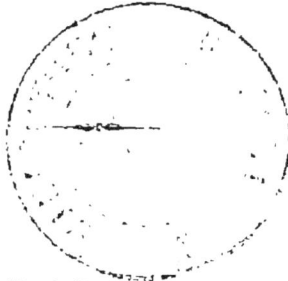

PARIS,

GERMER BAILLIÈRE, LIBRAIRE-ÉDITEUR,
RUE DE L'ÉCOLE DE MÉDECINE, N° 13 BIS.
1835.

PRÉFACE.

———

L'utilité de ce livre ne saurait être contestée, peu de mots suffiront pour la faire comprendre. Comment, en effet, émettre un jugement consciencieux sur une foule de points de médecine légale, sans la connaissance des principes généraux de cette science. Les coups, blessures ou sévices, les homicides, les empoisonnemens, les infanticides, les sophistications, les maladies simulées, les maladies mentales soulèvent tous les jours de nouvelles questions. Si le

a

ministère public ignore les faits de médecine légale , et les véritables secours que cette connaissance peut lui fournir dans la poursuite des coupables , la société se trouve sans vengeur, et le crime sans répression ; si l'ignorance est du côté de l'avocat , c'est la défense qui en souffre. Enfin, si les jurés n'ont rien compris à la discussion qui s'est élevée entre le défenseur et le procureur du Roi , le jugement est faussé par leur conviction mal formée.

Ces raisonnemens nous paraissent sans réplique ; reste maintenant la question de savoir si la science du médecin légiste peut être mise à la portée des jurés , des magistrats, des avocats , sans les fatiguer par des détails trop techniques. Toutes les fois qu'un tribunal demande un rapport (1) sur un fait, il faut de toute nécessité que ce rapport se termine par des conclusions positives, négatives ou douteuses; car l'examen d'un fait médical quelconque ne peut amener que ces trois sortes de conclusions. C'est donc à l'exposition des faits que nous avons borné ce travail. Citons un exemple :

Supposons une accusation d'infanticide : les deux questions principales se réduisent à déterminer, 1° si l'enfant, qui dans ce cas est le corps du délit, était né viable, 2° s'il a respiré : nous ne parlerons ici que de

(1) On appelle *Rapport* l'acte dressé par ordre de l'autorité, renfermant l'exposition d'un ou plusieurs faits, et les conclusions qui en découlent.

la viabilité. Il est bien clair que cette
question se résout aux yeux du médecin par l'examen anatomique et
physiologique du fœtus ; mais pour
nos lecteurs, il suffit de connaître les
vérités proclamées par la science qu^i
leur apprend que tout fœtus est né
viable lorsque :

1°. La moitié de la longueur totale du corps répond à l'ombilic , ou
à très peu de distance au-dessus ;

2°. Lorsque sa pesanteur est de 6
à 7 livres environ ;

3°. Lorsque la longueur est de 16
à 18 pouces ;

4°. Enfin lorsque l'extrémité inférieure du fémur présente un point
d'ossification.

Ces notions bien simples acquises
à tout magistrat, à tout homme de

loi, à tout juré. les uns et les autres seront en état de rectifier un rapport médico-légal, ou de provoquer au moins sa rectification, si l'examen de ces quatre circonstances fondamentales était incomplet ou mal déterminé. Or, qu'y a-t-il de plus facile à connaître que de semblables faits.

Prenons un second exemple : on attribue la mort d'un individu à l'arsenic, si le rapport soumis aux magistrats, indique :

1°. Que la substance trouvée dans la matière des vomissemens, dans l'estomac, ou les intestins, ressemble à du sucre pulvérisé,

2°. Qu'elle est âpre, nullement caustique, provoquant une abondante salivation ;

3°. Que mise sur les charbons ardens , elle est décomposée par eux , et répand des vapeurs brunâtres , d'une odeur d'ail (1).

4°. Si le rapport ajoute surtout que le mélange de cette substance avec l'eau , traité par l'acide hydrosulfurique , et par l'addition d'une goutte d'acide hydrochlorique , est jauni , et qu'il s'en précipite des flocons de sulfure jaunes d'arsenic entièrement solubles dans l'ammoniaque;

5°. Que ce sulfure desséché et calciné avec de la potasse et du charbon donne de l'arsenic métallique, les magistrats et les jurés ne peuvent conserver d'incertitude , l'individu

____

(1) Les vapeurs blanches indiquent que l'arsénic est passé à l'état d'acide arsénieux ; il n'exhale point alors d'odeur d'ail.

est mort empoisonné par l'arsenic.

On voit par ces deux exemples que nous avons choisi entre beaucoup d'autres, qu'il est indispensable que les rapports énoncent principalement les caractères distinctifs d'un fait. C'est presque toujours, dit M. Orfila, parce que les premiers rapports manquent par l'omission de ces signes, ou par la manière dont ils sont présentés, qu'on voit s'élever tant de difficultés devant les tribunaux. On ne saurait donc assez recommander aux hommes de l'art, appelés à les rédiger, de bien insister sur les caractères fondamentaux.

En considérant la haute importance qu'il y a pour la bonne administration de la justice, que les notions précises de médecine légale soient plus généralement répandues , nous avons senti la nécessité de la création d'une chaire de médecine légale dans toutes les facultés de droit du royaume. Aussi exprimons-nous hautement le désir que M. Orfila , usant de l'influence que sa position personnelle et ses titres scientifiques lui ont justement méritée, provoque lui-même cette mesure.

Pénétré de la vérité de ces principes, nous croyons avoir fait quelque chose pour l'éducation civile en publiant notre Manuel. Il n'existe, à vrai dire, aucun ouvrage dans lequel soient exposés d'une manière claire et presque aphoristique les principes de médecine légale , tels qu'ils doivent être présentés à des jurés , à des magistrats, à des avocats, nous pourrions même dire à des officiers de santé. Nous avons pris pour guide, dans cette tâche, le professeur célèbre qui, après avoir formé la plupart des médecins légistes de ces derniers temps, dirige avec une incontestable supériorité la premèire école médicale du monde, la faculté de médecine de Paris. L'article *homicide par empoisonnement* (1), par lequel nous allons commencer notre livre, a été revue et annoté par M. Orfila lui-même, qui regarde cette question comme la plus importante et la plus précise de la médecine légale. Grâce aux travaux de ce savant justement renommé, il n'est point aujourd'hui de crime d'empoisonnement qui puisse

(1) Cet article a déjà paru dans la *Gazette de santé*, rédigée par M. le docteur Grimaud de Caux.

rester caché aux recherches ; et par
conséquent point d'empoisonneur
qui puisse échapper au glaive de la
loi. C'est pour la société une garantie
immense , et c'est aussi pour elle un
devoir de rendre hommage à la
science et à ses bienfaits. Pour nous ,
quelque médiocre que soit notre
part dans le travail que nous avons
entrepris , nous nous féliciterons toujours de l'heureux concours de circonstances qui nous a permis de pro-
pager les idées et les découvertes
de deux hommes aussi illustres que
MM. Dupuytren et Orfila (1).

Un dernier mot sur la destination

(1) *Note de l'éditeur* — M. Brierre de Boismont a publié, conjointement avec M. Buet,
les leçons orales de clinique chirurgicale,
faites à l'Hôtel-Dieu de Paris, par M. le baron
Dupuytren. Paris, 1832 et 1834. 4 vol. in-8.

première de ce livre, et sur ses élé-
mens. Dans l'origine le *Manuel de
médecine légale* avait été écrit pour
le bibliothèque populaire , dont nous
nous honorons d'avoir été un des
collaborateurs ; persuadé que toute
entreprise qui a pour but de popula-
riser les sciences est un véritable
service rendu à l'humanité. Le sup-
plément dont le *Manuel* devait faire
partie , n'ayant point été publié,
nous avons pensé qu'un ouvrage pour
lequel M. Orfila avait bien voulu
nous donner des conseils pouvait encore être utilisé. Nous l'avons revu
en entier, extrayant de tous les meilleurs travaux que nous possédons sur
la médecine légale , ce qu'il y avait
de réellement important à connaître
pour le plan que nous nous étions pro-

posé. MM. Marc, Adelon, Esquirol, Mabon Devergie, Fodéré, Belloc, Biessy, Georget, Leuret (1), Hofbauer, Briand, Ollivier d'Angers, Sédillot, ont été également mis à contribution par nous. L'accueil fait à nos mémoires sur la monomanie homicide et l'interdiction des aliénés nous ont engagé à les consulter. Mais nous le répétons, nous avons tâché d'être toujours fidèles à l'esprit de ce *Manuel*, en ne donnant que le plus possible les caractères distinctifs de chaque fait de médecine légal.

(1, Nous ne saurions assez recommander la lecture des *Annales d'hygiène et de médecine légale*, un des journaux les plus remarquables et les plus consciencieux de l'époque. C'est une justice que nous nous plaisons à rendre au rédacteur en chef, aussi estimable par ses talens que par sa noble indépendance.

MANUEL

DE

MÉDECINE LÉGALE.

Chapitre premier.

De l'homicide par empoisonnement.

Les poisons ont de tout temps fixé
l'attention publique; arme judiciaire
chez les anciens, nous les voyons
donner la mort à des hommes qui
font maintenant l'admiration de la
postérité. Dans le moyen âge, ils
servent à des vengeances et à des
crimes multipliés : à des époques plus
rapprochées de nous, ils sont pour
de grands scélérats, un moyen d'é-

1

chapper aux investigations de la loi.
De nos jours encore, l'empoisonnement est très-fréquent; mais du
moins la science marche à côté du
mal, et la connaissance des substances vénéneuses a acquis une certitude
presque mathématique. Aussi, dans
l'exposé que nous allons faire, trou-
vera-t-on les caractères propres à
chaque poison assez nettement tracés,
pour qu'il soit impossible de les méconnaître.

GÉNÉRALITÉS.

On donne le nom de poison à toute
substance qui, mise en contact avec
nos organes, détruit la santé ou anéan-
tit la vie. Pour qu'il y ait crime d'empoisonnement, il n'est pas nécessaire
que la dose du poison soit assez forte
pour causer la mort, il suffit qu'elle
soit de nature à pouvoir la donner

d'où il paraît naturel de conclure que si une substance vénéneuse a été mélangée à une autre substance qui en a neutralisé l'effet, celui qui a employé cette mixtion pour attenter à la vie d'une personne est coupable d'empoisonnement.

Mais si la loi poursuit sévèrement le malfaiteur, elle n'est pas cependant sans rigueur à l'égard de l'homme qui a causé l'empoisonnement, par négligence, maladresse, ignorance, inattention ou imprudence; des dispositions inflictives peuvent également être invoquées contre les médecins, les pharmaciens, les débitans de substances vénéneuses, les falsificateurs de boissons, etc.

Pour porter un jugement éclairé sur les empoisonnemens, il faut connaître les diverses substances vénéneuses qui ont pu être employées,

leurs caractères physiques et chimiques, leurs effets sur l'économie
animale, et les moyens de les distinguer au milieu des substances étrangères qui masquent leurs caractères,
aussi bien que dans leurs combinai-
sons avec nos tissus : ou , en d'autres
termes, pour affirmer qu'il y a eu empoisonnement , l'homme de l'art doit
démontrer l'existence du poison à
l'aide d'expériences chimiques rigou-
reuses , ou de certains caractères bo-
taniques ou zoologiques. S'il ne peut
pas y parvenir et qu'il ait cependant
observé des symptômes et des altérations organiques semblables à ceux
que produisent les substances vénéneuses, il peut établir la probabilité
de l'empoisonnement. Ces qualités
sont sans doute indispensables aux
médecins, mais il ne peut être question ici que des caractères propres à

chaque poison; nous devons, d'après le plan que nous nous sommes proposé dans ce livre, rester totalement étrangers à la théorie et aux procédés.

ACTION DES POISONS SUR L'ÉCONOMIE.

Chaque poison offre dans ses effets sur l'organisme des caractères, qui indiquent la classe à laquelle on doit le rapporter, et qui le distinguent comme espèce. Il peut-être employé ou administré de plusieurs manières. La plus commune est son introduction dans l'estomac ; mais il peut être porté dans le rectum , sur les muqueuses, dans le tissu cellulaire sous cutané, dans les poumons par la respiration, enfin injecté dans les veines. Tous les poisons n'agissent pas aux mêmes doses, mais d'après leur degré d'énergie. Tantôt l'action du poison est locale et ne s'étend pas au-delà du contact ; tantôt elle ne se manifeste que sur les organes éloignés, tels que les systèmes vasculaire et nerveux, les poumons; phénomènes qui démontrent que l'absorption a eu lieu, et que les substances vénéneuses sont mêlées aux fluides circulans. Plusieurs substances n'ont pu, à la vérité, être retrouvées dans le sang ou dans les fluides sécrétés, mais il est probable que les recherches n'ont point été faites dans le temps convenable.

CLASSIFICATION DES POISONS.

La seule division que l'on puisse suivre dans la classification des poisons repose sur leur analogie d'action sur l'économie animale, quel que soit le règne naturel auquel ils appartiennent. Aussi M. Orfila les a-t-il partagés en quatre classes : 1° *poisons ir-*

ritans; 2° *narcotiques*; 3° *narcotico-
âcres*; 4° *septiques et putréfians*.

POISONS IRRITANS.

Les poisons compris dans cette classe, appartiennent aux trois règnes de la nature, et leur action sur l'économie offre des rapports si tranchés; que nous commencerons par en tracer l'histoire générale, en nous réservant de la compléter par l'exposé des particularités relatives à chaque substance.

Les poisons irritans, introduits dans l'estomac, déterminent les symptômes de l'inflammation la plus vive. Immédiatement, ou peu de temps après leur ingestion, on éprouve un sentiment de cuisson et de brûlure dans la bouche, la gorge et l'estomac; la douleur est aiguë et s'étend dans tout l'abdomen; elle augmente par l'in-

gestion des boissons et par les mouvemens respiratoires; la chaleur est
âcre et corrosive, la soif ardente;
l'haleine devient excessivement fétide; on observe des nausées et des
rapports continuels, des vomissemens
fréquens de matières brunes, noirâtres, souvent sanguinolentes, et qui
causent dans la bouche un sentiment
d'amertume et d'âcreté; les plus petites quantités de boissons sont rejetées; il survient des hoquets, beaucoup de gêne dans la respiration,
quelquefois de la constipation, mais
le plus souvent des déjections alvines
copieuses, fétides et mêlées de sang;
la peau est pâle, glacée aux extrémités, couverte d'une sueur froide,
épaisse et visqueuse; dans quelques
cas, elle devient le siége d'éruptions
douloureuses; la face est grippée,
pâle ou plombée, agitée de contrac-

tions convulsives ; la prostration est complète ; le pouls est irrégulier, déprimé, petit et misérable ; l'angoisse et l'anxiété sont extrêmes ; le besoin d'uriner ne peut être satisfait ; tantôt les facultés intellectuelles ne sont pas affaiblies, et le malheureux a la conscience des ses douleurs et de sa fin prochaine; tantôt elles sont anéanties. On trouve à l'autopsie, tous les signes d'une inflammation intense, d'autant plus vive que les poisons jouissent d'une action corrosive plus marquée. Les muqueuses buccale, pharyngienne, l'œsophage, peuvent offrir une simple rougeur, une injection plus ou moins considérable ; tandis que l'on trouve dans l'estomac des taches noirâtres provenant du sang épanché entre les membranes ; le ramollissement et la destruction de la muqueuse ; du sang exhalé à sa surface, l'inflammation des deux autres membranes , qui sont quelquefois également perforées. Disons cependant qu'il est plusieurs de ces poisons, qui laissent à peine des traces d'inflammation.

Lorsqu'au lieu d'introduire dans l'estomac les poisons irritans, on les applique sur le tissu cellulaire sous-cutané, à la surface d'une plaie ou d'un ulcère , ils déterminent d'une manière plus ou moins marquée les symptômes d'une brûlure , quelques-uns bornent là leur action, et l'altération reste locale; d'autres sont absorbés et vont produire des lésions dans le système nerveux, les poumons, le cœur et le tube digestif.

Lorsqu'on les injecte dans les veines, les accidens sont beaucoup plus prompts; le sang est coagulé et la vie détruite instantanément; ou bien ils agissent de la même manière que s'ils eussent été absorbés, mais plus rapidement.

POISONS MINÉRAUX.

ACIDE SULFURIQUE (HUILE DE VITRIOL).

C'est un liquide blanc, jaunâtre, brun ou noir, et inodore, d'une consistance oléagineuse ; il désorganise rapidement toutes les matières végétales et les charbonne; comme les acides, il rougit la teinture de tournesol. Lorsqu'on le mêle à de l'eau, le mélange acquiert une très-grande chaleur ; si l'acide est très-concentré, il y aurait du danger à faire ce mélange rapidement et sans précautions ; si on le met bouillir avec du cuivre ou du charbon pulvérisé, il se décompose et laisse dégager du gaz acide sulfureux, facilement recon-

naissable à l'odeur d'allumettes brûlées; il forme avec tous les sels de
baryte, un précipité insoluble, qui
ne se dissout ni par l'eau, ni par l'a-
cide nitrique, et qui, calciné avec
du charbon, acquiert la saveur et
l'odeur d'œufs pourris.

ACIDE NITRIQUE, (EAU FORTE).

C'est un liquide incolore lorsqu'il
est pur, jaune lorsqu'il contient quelques matières végétales ou animales:
quand on le chauffe avec le cuivre, le
zinc, le fer, le charbon pulvérisé, il
dégage de l'acide nitreux, qu'on re-
connait à sa couleur rouge ou orangée,
à son odeur. Mêlé à des substances
animales il faut, pour le reconnaître, le saturer par le carbonate saturé
de potasse. On filtre la liqueur, et en
la faisant évaporer on obtient des
cristaux de nitrate de potasse. L'a-

cide nitrique tache en jaune les parties avec lesquelles il est en contact.

ACIDE HYDROCLORIQUE.

Il répand dans l'air des vapeurs
blanches très-piquantes; chauffé avec
du peroxide de manganèse, il laisse
dégager du chlore; il précipite tous
les sels d'argent, et forme un chlorure blanc et cailleboté qui noircit
à la lumière, et est insoluble dans l'a-
cide nitrique, tandis qu'il disparaît
lorsqu'on y verse de l'ammoniaque.

L'*eau régale* est liquide, jaune,
rougeâtre ou rouge; elle agit sur le
nitrate d'argent dissous comme l'a-
cide hydrochlorique. Le cuivre, le
zinc, le fer, se comportent avec elle
comme avec l'acide nitrique.

ACIDES PHOSPHORIQUE et PHOSPHATIQUE.

L'acide phosphorique, chauffé fortement dans un creuset avec du char-

bon pulvérisé, se décompose; le phos-
phore est mis à nu et vient s'en-
flammer; l'acide hypophosphatique,
chauffé dans un petit tube, s'enflamme, répand une odeur alliacée, et se
transforme en acide phosphorique.

ACIDE OXALIQUE.

Il est blanc, solide, inodore,
cristallisé ou pulvérulent. Avec la
chaux, il donne un précipité blanc
qui ne se dissout pas dans l'acide oxalique, tandis qu'il est très-soluble
dans l'acide nitrique; l'oxalate de
cuivre, d'un blanc-bleuâtre, est également insoluble dans l'acide oxalique; le nitrate d'argent y fait naître
un précipité blanc d'oxalate d'argent; si on le fait sécher et qu'il soit
chauffé sur la pointe d'une spatule,
il brunit sur les bords, et fulmine
tout-à-coup en se dissipant en une

fumée blanche. L'empoisonnement par cet acide est fréquent en Angleterre.

POTASSE OU OXIDE DE POTASSIUM.

Pur, il se nomme potasse à l'alcool; s'il est mêlé à de l'hydrochlorate et du sulfate de potasse, à de la silice et à de l'oxide de fer, on le connaît sous le nom de *potasse à la chaux*, ou *pierre à la chaux*. Enfin, ce que l'on appelle *potasse du commerce* n'est autre chose que du carbonate de potasse. Tous ces corps attirent l'humidité de l'air et sont déliquescens; ils verdissent le sirop de violette, ramènent au bleu le papier de tournesol rougi par un acide, et saturent les acides. Leur solution aqueuse n'est pas troublée par les carbonates de soude ou d'ammoniaque; l'hydrochlorate de platine y fait naître (pour peu qu'elle soit concentrée) un précipité jaune-serin, grenu, et fortement adhérent au verre.

NITRATE DE POTASSE (SEL DE NITRE, SALPÊTRE).

Il existe en cristaux prismatiques, ou sous forme de poudre; il a une saveur fraiche et piquante. Il suffit d'en jeter quelques parcelles sur un charbon ardent, pour activer la combustion, et le charbon est creusé dans le point de contact. L'acide sulfurique concentré, versé sur ce sel, s'empare de la potasse, et en dégage l'acide nitrique en vapeurs blanchâtres et piquantes. Le meilleur moyen pour décéler la présence du nitrate de potasse est d'en mêler quelques parcelles avec trois ou quatre gouttes d'eau, de la limaille de cuivre, et quelques gouttes d'acide sulfurique; il se dégage bientôt des vapeurs orangées d'acide nitreux.

À la dose d'un gros, il enflamme le tube digestif et détruit les fonctions cérébrales. Son emploi a déterminé la perte de la voix, la paralysie des membres, ou des contractions convulsives.

EAU DE JAVELLE

(CHLORURE DE POTASSE).

Elle est liquide, exhale un odeur de chlore; elle détruit la couleur de tournesol et du sirop de violette qu'elle jaunit; elle précipite en blanc par le nitrate d'argent, et en jaune-serin par l'hydrochlorate de potasse.

FOIE DE SOUFRE.

Ce corps est solide, jaune-verdâtre et d'une saveur âcre et amère; il est inodore, l'eau le dissout; la liqueur est alors transparente, jaune ou rouge.

2.

et sans odeur. Elle précipite en noir les sels de plomb, de mercure, de bismuth et de cuivre. Lorsqu'on y verse un acide un peu fort, il se dégage du gaz acide hydro-sulfurique que l'on ne peut méconnaître à son odeur d'œufs pourris, et il se précipite du soufre.

Quelques gros suffisent pour donner la mort, s'ils ne sont rejetés par le vomissement. On trouve dans l'estomac des taches d'un rouge très-vif, qui sont recouvertes d'une couche de soufre jaune-verdâtre assez épaisse.

SOUDE.

Les dissolutions de cet oxide et des sels qu'il concourt à former ne sont pas troublées par le carbonate de potasse et d'ammoniaque, ni par l'hydrochlorate de platine ou le sulfate d'alumine ; le carbonate de soude est efflorescent, il verdit le sirop de violette, et donne un précipité gélatineux avec l'acide hydrofluorique silicé.

CHAUX.

Ce corps est solide, blanc ; lorsqu'il est desséché et qu'on le mouille, il développe une énorme chaleur et se délite ; sa dissolution verdit le sirop de violette : il précipite en blanc par les acides carbonique et oxalique : l'acide sulfurique pur ne le dissout pas.

BARYTE.

Ce corps est solide, léger, grisâtre ou d'une belle couleur blanche, d'une saveur caustique ; sa dissolution donne avec l'acide carbonique du carbonate de baryte blanc, insoluble dans l'eau, soluble dans l'acide nitrique pur, tandis que l'acide sulfurique, y fait naître un sulfate de baryte insoluble dans l'eau, et l'acide nitrique pur (caractère essentiel).

Les caractères du carbonate et de l'hydrochlorate de baryte se reconnaissent par les procédés indiqués pour découvrir leurs acides et leur base.

La baryte porte surtout son action sur le système nerveux; ce qui démontre qu'elle est absorbée. Appliquée à la dose de quinze ou vingt grains, sur une plaie ou une ulcère, elle détermine la mort. Outre les symptômes généraux de l'inflammation, on observe des mouvemens convulsifs, subits et violens; les facultés sont perverties; il y a surdité, céphalalgie; la régularité des mouvemens est impossible; la bouche est quelquefois remplie d'écume : à cette scène d'excitation succède une prostration extrême.

ALUN (SULFATE D'ALUMINE ET DE POTASSE).

Il est d'une saveur acide, légèrement sucrée, soluble dans vingt parties d'eau froide et dans un peu plus de son poids d'eau bouillante. Cette dissolution précipite en blanc par la potasse et la soude, qui redissolvent aisément l'alumine précipitée; l'ammoniaque ne la dissout pas aussi facilement. L'hydrochlorate de platine la précipite en jaune; les hydrosulfates solubles en blanc. Si on calcine l'alun à une douce chaleur dans un creuset, jusqu'à ce que la matière ne se boursouffle plus, on dégage presque toute l'eau et une portion d'acide sulfurique, et l'on obtient l'alun calciné des pharmacies, qu'il sera facile de reconnaître en le faisant bouillir dans l'eau distillée.

Les accidens que cause l'alun ne peuvent avoir lieu qu'autant qu'il en a été ingéré des doses assez considérables, deux onces au moins. Les expériences de M. Orfila ont appris qu'un homme pourrait, sans inconvénient, avaler dans une journée plusieurs gros d'alun calciné dissous dans l'eau.

AMMONIAQUE LIQUIDE (ALCALI VOLATIL FLUOR).

Cette solution est incolore, verdit le sirop de violette, et laisse dégager des gaz piquans qui provoquent le larmoiement, et dont l'odeur se fait toujours facilement reconnaître. Avec l'hydrochlorate de platine, elle donne un précipité jaune-serin, dur et adhérent au vase.

PRÉPARATIONS MERCURIELLES.

DEUTOCHLORURE DE MERCURE (SUBLIMÉ CORROSIF).

On le trouve dans le commerce sous forme de masses blanches et compactes, à parois extérieures polies et luisantes, tandis que les intérieures sont hérissées de petits cristaux très-brillans; sa saveur est extrêmement styptique. Ce sel est très-soluble dans l'eau. Jeté sur des charbons ardens, le sublimé corrosif se volatilise en formant des vapeurs épaisses et très-irritantes, qui ternissent le cuivre lorsqu'il est bien décapé, et le recouvrent d'une légère couche de mercure, dont on fait ressortir par le frottement tous les caractères physiques. En mêlant dans un tube de verre fermé à l'une de ses extrémités du sublimé et de la potasse, le mercure vient se déposer sur les parois du tube en petits globules, qui ne laissent aucun doute sur la présence du métal. Si on essaie par différens réactifs sa dissolution aqueuse, on observe qu'elle précipite en jaune-rougeâtre par la potasse, ou l'eau de chaux ; en jaune-serin par un excès de potasse ou de chaux ; en blanc, par l'ammoniaque liquide ; en noir, par les hydrosulfates solubles. Une lame de cuivre bien décapée, lorsqu'elle est plongée dans la solution mercurielle, se recouvre d'une légère couche de ce métal, qui, par le frottement avec le papier, devient blanc brillant, argentin.

Mis en contact avec le tissu cellulaire, la surface d'une plaie ou d'un ulcère, le sublimé est absorbé, et détermine l'inflammation du cœur, qui présente quelquefois dans sa membrane interne des taches d'un brun-noirâtre; la même coloration se retrouve sur la muqueuse du canal intestinal. Porté dans l'estomac, il laisse sur les points avec lesquels il a été en contact, des taches grises, blanchâtres, qui ne sont produites par aucun poison. Les autres sels de mercure se reconnaissent par les mêmes moyens.

SELS D'ÉTAIN (HYDROCHLORATE D'ÉTAIN).

Le *protochlorate d'étain* pur est solide, d'un blanc jaunâtre, d'une saveur styptique. Sa dissolution, traitée par l'acide sulfureux liquide, précipite du soufre, et il se forme du sous-deuto-hydrochlorate blanc insoluble. Avec l'hydrochlorate d'or, elle fournit un composé pourpre, insoluble ; avec l'acide hydrosulfurique, un précipité chocolat de sulfure d'étain; avec le nitrate d'argent, un précipité blanc.

Le *deutohydrochlorate d'étain* est solide, cristallisé en aiguilles blanches. Comme le protohydrochlorate, desséché et calciné dans un creuset avec de la potasse et du charbon, il fournit de l'étain métallique et du chlorure de potassium. Sa dissolution aqueuse rougit l'infusion de tournesol; elle n'éprouve aucune action de l'acide sulfureux et de l'hydrochlorate d'or. L'acide hydrosulfurique concentré la précipite en jaune; le précipité est légèrement soluble dans l'ammoniaque; la dissolution ammoniacale perd sa couleur jaune, mais elle reste opaline, ce qui n'a pas lieu avec le sulfure d'arsénic. Le nitrate d'argent y fait naître un précipité blanc comme le premier sel : le zinc en sépare l'étain à l'état métallique.

Le sel d'étain du commerce se comporte avec les réactifs comme le protohydrochlorate d'étain.

PRÉPARATIONS ARSÉNICALES.

ACIDE ARSÉNIEUX (ARSÉNIC, MORT-AUX RATS).

Dans le commerce, il ressemble à du sucre pulvérisé; il est âpre, nullement caustique, provoquant une abondante salivation ; mis sur des charbons ardens, il est décomposé par eux; et l'arsénic métallique, mis à nu , répand des vapeurs brunâtres, d'une odeur alliacée, qui absorbent l'oxigène de l'air, et passent à l'état d'acide arsénieux; tandis que si l'on chauffe cet acide arsénieux sur une lame de fer ou de cuivre que l'on a fait rougir, il se volatilise sous forme de vapeurs blanches, sans se décomposer, et n'exhale point d'odeur alliacée.

Lorsqu'on sublime l'acide arsénieux dans un matras , il s'attache à la voûte et au col de ce vase, et forme une croûte blanche, sur laquelle on aperçoit des petits tétraèdres demi-transparens.

Quoique cet acide soit très-peu soluble dans l'eau , il donne cependant à ce liquide des propriétés caractéristiques. L'acide hydrosulfurique jaunit cette dissolution , et, par l'addition d'une goutte d'acide hydrochlorique, il en précipite des flocons de sulfure jaune d'arsénic entièrement solubles dans l'ammoniaque. Ce sulfure desséché et calciné avec de la potasse et du charbon , donne de l'arsénic métallique.

L'acide arsénieux est extrêmement vénéneux : il n'en faut qu'une très-petite quantité pour donner la mort.

Il est absorbé, arrête les mouvemens du cœur, dont il enflamme la membrane interne, et porte son action sur la muqueuse gastro-intestinale; ensuite, il produit ordinairement tous les symptômes des poisons irritans; quelquefois cependant il ne détermine pas de phénomènes bien remarquables. Les lésions manquent aussi quelquefois.

Il est facile de reconnaître l'oxide noir d'arsénic (poudre aux mouches), les sulfures d'arsénic, les arséniates de potasse, de soude, d'ammoniaque.

PHOSPHORE.

Ce corps lumineux dans l'obscurité, se raye facilement avec l'ongle. Il est soluble à 40°, a une odeur alliacée, et répand dans l'air des vapeurs blanches; il s'enflamme et brûle très-vivement dès qu'on le met avec un corps en combustion, en produisant de l'acide phosphorique.

Dissous dans l'alcool et dans l'éther, l'eau le précipite sous forme de poudre blanchâtre.

IODE.

Ce corps est bleuâtre, lamelleux, et se volatilise en vapeurs d'un très beau violet lorsqu'on le chauffe légèrement; il fait sur le papier et la peau des taches jaunâtres qui ne tardent pas à disparaître.

Dans le canal digestif, il produit sur la muqueuse des taches d'un jaune clair, et le point coloré est ramolli et s'enlève facilement. On trouve çà et là de petites ulcérations linéaires qui offrent la même teinte sur leurs bords.

CHLORE.

La dissolution de chlore est d'un jaune verdâtre, d'une odeur désagréable qu'il suffit d'avoir sentie une seule fois pour toujours la connaître; elle décolore toutes les substances végétales, dégage du chlore gazeux par l'élévation de la température, et donne par le nitrate d'argent un précipité blanc et caillebotté, insoluble dans l'acide nitrique, soluble dans l'ammoniaque.

PRÉPARATIONS CUIVREUSES.

Le cuivre est jaune, rougeâtre, très-brillant; il colore la flamme en vert, se dissout à froid dans l'acide nitrique peu concentré. Il n'a aucune action vénéneuse sur l'économie.

Les dissolutions de *deuto-acétate de cuivre* (verdet cristallisé), de vert de gris artificiel, *deuto-sulfate de cuivre*, (couperose bleue, vitriol bleu), *nitrate de cuivre*, sont d'une belle couleur bleue. La potasse,

la soude, la baryte les décom posent
et en précipitent le deutoxide bleu
à l'état d'hydrate. L'acide hydrosulfurique et les hydrosulfates solubles
donnent un précipité de sulfure noir,
de cuivre. Lorsque l'on plonge dans
la liqueur une lame de fer bien décapée, elle se recouvre d'une couche
de cuivre. Le prussiate de potasse
jaune y fait naître un précipité brun
marron, lors même que la proportion de cuivre est très-faible.

PRÉPARATIONS D'ARGENT.

NIRATE D'ARGENT.

Ce sel, qui sert à former la pierre
infernale, est blanc, donne une solution transparente et d'une saveur
âcre et très-caustique. Jeté sur les
charbons ardens, le métal se réduit,

et il se dégage du gaz acide nitreux.
Mêlé à la potasse et calciné, il donne
un culot métallique : sa solution
donne un précipité de chlorure d'argent par le chlore et tous les hydro-
chlorates. Ce chlorure est d'un blanc
mat, caillebotté, insoluble dans l'a-
cide nitrique, soluble dans l'ammoniaque, décomposable et réductible,
lorsqu'on le calcine avec de la potasse. L'acide hydrosulfurique et les
hydrosulfates donnent un précipité
de sulfure noir; la potasse et la soude
un précipité olive d'oxide d'argent.

Quarante ou cinquante grains introduits dans l'estomac ne déterminent la mort qu'au bout de plusieurs
jours. La muqueuse est ramollie et ta-
chée d'escarres, d'un gris blanchâtre,
quelquefois d'un violet foncé. Pris en
plus grande quantité, ce sel amène
rapidement la mort, et paraît agir

particulièrement sur le système nerveux et l'appareil pulmonaire.

PRÉPARATIONS ANTIMONIALES.

TARTRATE ACIDE DE POTASSE ET D'ANTIMOINE (ÉMÉTIQUE).

L'émétique est blanc, cristallisé en tétraèdres et octaèdres transparens, d'une saveur caustique et nauséabonde. Mis sur des charbons ardens, il se décompose, et il reste un petit globule d'antimoine qui est d'un blanc bleuâtre, brillant, très-cassant et facile à pulvériser. Traité par l'acide nitrique bouillant, l'émétique est transformé en deutoxide d'une couleur grisâtre. Ce deutoxide se dissout très bien dans l'acide hydrochlorique, et fournit un hydrosulfate liquide qui précipite en blanc par l'eau, et en rouge orangé par les hydrosulfates. La dissolution d'émétique est troublée par les acides sulfurique, nitrique, hydrochlorique, la potasse, la soude, l'ammoniaque ou leurs carbonates, qui en précipitent l'oxide d'antimoine. L'acide hydrosulfurique y fait naître de l'oxisulfure d'antimoine qui est jaune-orangé ; il passe au rouge-brun si on l'emploie en grande quantité. Ce précipité est légèrement soluble dans l'ammoniaque, mais sans que la liqueur se décolore ; tandis que le sulfure d'arsenic jaune est excessivement soluble dans l'alcali volatil, avec décoloration complète. Ce réactif est des plus importans. L'infusum aqueux de noix de galle forme un précipité caillebotté , d'un blanc sale , dans lequel on reconnaît facilement l'antimoine. Les décoctions de plantes astringentes et amères , de quinquina , par exemple , décomposent l'émétique, et rendent son action sur l'économie à peu près nulle.

KERMÈS (OXISULFURE D'ANTIMOINE).

Ce corps est solide, d'un brun-pourpre, velouté, insoluble dans l'eau. En le faisant bouillir avec une solution de potasse, on obtient de l'oxide d'antimoine ; en le calcinant avec du charbon et du carbonate de potasse, on met à nu l'antimoine. Le *soufre doré* (oxisulfure sulfuré d'antimoine) est solide, sous forme de poudre d'un jaune orangé, et insoluble dans l'eau ; il se comporte avec les réactifs comme le kermès. Le *beurre d'antimoine* (chlorure d'antimoine) est blanc, demi-transparent, onctueux en apparence, déliquescent volatil, fusible et cristallisable en tétraèdres. L'eau en précipite une poudre blanche de chlorure d'antimoine.

VERRE D'ANTIMOINE (ACIDE D'ANTIMOINE SULFURÉ VITREUX).

Ce sel est composé de sulfure d'oxide d'antimoine et de silice; il est brillant et de couleur hyacinthe. Calciné avec du charbon, il donne de l'antimoine métallique. L'acide hydrochlorique le dissout, à l'exception de la silice. La potasse, la soude et l'ammoniaque, l'acide hydrosulfurique, les hydrosulfates et la noix de galle se comportent avec la dissolution hydrochlorique comme avec les solutions d'émétique.

A la dose de vingt à quarante grains, l'émétique peut produire des accidens mortels lorsqu'il est administré en une seule fois; il n'en est plus ainsi, lorsqu'on le donne par doses successives dans l'état de maladie. Mais dans les cas malheureux, il enflamme violemment les tissus, et occasionne de petites escarres et des perforations spontanées. Les autres préparations agissent de même, à l'exception du beurre d'antimoine, dont l'action est toujours locale.

PRÉPARATIONS DE BISMUTH.

Ce métal est solide, d'un blanc jaunâtre, fragile et d'une structure lamelleuse ; il fond facilement à 256° ; il est soluble dans l'acide nitrique.

NITRATE DE BISMUTH.

Il est blanc, très-styptique, en poudre ou en cristaux qui forment des prismes d'un assez gros volume. L'eau versée sur ce sel le partage en nitrate acide et en sous-nitrate (blanc de fard). Le nitrate acide donne un précipité d'oxide blanc par la potasse, la soude et l'ammoniaque; de sulfure noir par l'acide hydrosulfurique et les hydrosulfates. Le sous-nitrate est blanc, en poudre ou en paillettes nacrées, et noircit par l'hydrogène sulfuré. Les oxides mêlés à du charbon, et calcinés au rouge dans un creuset, donnent un culot métallique.

Tous ces composés sont irritans. Ils agissent à la longue d'une manière funeste sur le cœur.

PRÉPARATION D'OR.

L'hydrochlorate d'or est d'un jaune orangé très-foncé, d'une saveur styptique et désagréable ; il cristallise en aiguilles, est déliquescent, et par conséquent très-soluble dans l'eau. Le protosulfate de fer donne dans la solution d'hydrochlorate d'or un précipité brun qui acquiert par le frottement, les caractères de l'or. L'hydrochlorate d'étain y fait naître le précipité pourpre de Cassius.

Sur la peau il occasionne des taches pourpres ; il produit de petits ulcères sur les membranes muqueuses avec lesquelles il est en contact.

PRÉPARATION DE ZINC.

Le sulfate de zinc du commerce, contenant toujours du fer, est blanc, inodore, d'une saveur âcre et styptique. Lorsqu'on le calcine avec du charbon et de la potasse, le métal est réduit. Les hydrosulfates précipitent la dissolution en noir ; l'hydrocyanate ferruré de potasse, y fait naître un précipité bleu foncé. L'ammoniaque en sépare l'oxide d'un blanc verdâtre, que l'on peut facilement redissoudre dans un excès d'alcali, et qui ne change pas de couleur à l'air.

PRÉPARATIONS DE PLOMB.

Ce métal est solide, blanc bleuâtre et brillant; très-mou; il est facilement rayé par l'ongle, et marque sur le papier; il est soluble comme le bismuth.

SEL DE SATURNE.

Il cristallise en longs prismes à quatre pans; il a une saveur sucrée qui devient bientôt astringente; il est efflorescent et très-soluble dans l'eau; sa dissolution dans ce liquide donne par les alcalis, un précipité blanc de protoxide de plomb hydraté, qui, chauffé avec le charbon dans un creuset, donne du plomb métallique; les acides sulfurique et carbonique, forment avec elle un sulfate et un carbonate insolubles; l'acide chromique et les chromates, un précipité jaune serin.

4.

OXIDE DE PLOMB (PROTOXIDE, MASSICOT, LITHARGE.)

Il est jaune, fusible au-dessus du rouge-brun, et cristallise en lames jaunes par le refroidissement. Chauffé avec du charbon, il est réduit. Il est facilement soluble dans l'acide nitrique. — Le *deutoxide* (minium) est rouge jaunâtre pesant ; il se réduit également par le charbon. L'acide nitrique le convertit en protoxide qui se dissout, et en tritoxide qui est insoluble.

BLANC DE CÉRUSE (SOUS-CARBONATE DE PLOMB.

Il est blanc et pesant, soluble avec effervescence dans l'acide nitrique. Le nitrate résultant, précipite par les réactifs comme les précédens.

Il serait dangereux de faire usage

de vases de plomb pour renfermer ou préparer des alimens et des boissons. Les émanations de plomb donnent lieu à la colique dite des peintres. Lorsque des préparations de ce métal ont été données à des doses un peu fortes, la mort arrive avec les symptômes et les lésions des poisons irritans.

VERRE, ÉMAIL.

Les accidens causés par ces substances en poudre ou en petits morceaux dépendent entièrement de l'irritation mécanique qu'elles peuvent produire.

POISONS ANIMAUX.

CANTHARIDES.

La poudre de cantharides est d'un gris verdâtre, et mêlée de points brillans d'un très-beau vert. Lorsqu'on la projette sur un charbon ardent, elle répand une odeur de corne brûlée. Le principe épispastique est une substance blanche, sous forme de petites lames cristallisées, qui se dissout dans les huiles et l'alcool bouillant, qui en laisse précipiter une partie par le réfroidissement, en paillettes cristallines insolubles dans l'eau.

Les cantharides ont une action spéciale sur les organes génito-urinaires. Les symptômes et les lésions auxquels cette poudre donne lieu, annoncent une violente inflammation; les signes d'irritation du système nerveux, prouvent que l'absorption a eu lieu.

Les *moules* déterminent quelquefois des vomissemens et de vives douleurs dans l'abdomen. la respiration est difficile, stertoreuse ou convulsive; la suffocation imminente. La face

est rouge et bouffie, plusieurs parties
du corps sont tuméfiées, et la peau se
recouvre quelquefois d'éruptions vési-
culaires et pétéchiales, elle est le siége
d'une démangeaison insupportable;
les extrémités se refroidissent, le pouls
est petit et misérable, les muscles se
contractent convulsivement, et la
mort survient dans quelques cas.

POISONS VÉGÉTAUX.

L'extrait de *narcisse des prés* est
rapidement mortel, à la dose d'un à
deux gros. Il en est de même de
l'écorce et de la racine de *garou.*

Les feuilles et l'extrait de *gratiole*
sont aussi des poisons irritans très-
énergiques.

L'*émetine* qu'on tire de l'ipécacua-
nha est solide, blanc, pulvérulent;
sa solution alcoolique jouit des pro-

priétés alcalines, et forme avec tous les acides minéraux, des sels précipités en blanc sale par la noix de galle. Cette substance est mortelle à la dose de 10 à 20 grains.

La *staphysaigre* contient un principe nommé *delphine*, solide, blanc, pulvérulent et opaque, lorsqu'il est sec; il est cristallin lorsqu'il est humide, insoluble dans l'eau, il se dissout facilement dans l'alcool et l'éther. L'acide nitrique le colore en jaune, ce qui le distingue de la strichnine et de la brucine, que cet acide colore en rouge. Six à sept grains de sels de delphine produisent la mort, qui est précédée de vertiges et de convulsions.

Les feuilles et la racine d'*anémone*, son extrait aqueux; les feuilles de la *renoncule âcre*, le suc qu'on en retire et l'extrait aqueux de la tige sont des irritans très violens. A la dose de plusieurs gros, l'extrait de *chélidoine* est mortel. Deux gros de *gomme gutte* causent la mort des chiens les plus robustes en moins de vingt-quatre heures , lorsqu'on a la précaution d'empêcher le vomissement. L'observation démontre aussi que les gaz qui se dégagent des feuilles du *rhus rhadicans*, lorsqu'elles ne sont pas exposées au soleil , sont très-vénéneux; lorsqu'on les recueille et qu'on y plonge les mains , ils déterminent la chute de l'épiderme. Il en est de même lorsqu'on touche les feuilles: celles-ci ainsi que leur extrait aqueux, donnés à la dose de deux à trois gros, occasionnent la mort.

Parmi les poisons irritans végétaux, il faut encore compter les graines du *ricin*; introduites dans l'estomac à la dose de un à deux gros , elles sont susceptibles de provoquer des accidens mortels; la graine et l'huile de *pignon d'Inde*; *l'euphorbe* qui , à la dose d'un à deux gros , cause une inflammation gastro-intestinale mortelle ; l'extrait d'*élaterium*, qui à la dose de deux ou trois gros peut aussi déterminer la mort. On doit redouter les mêmes accidens de la racine de *bryone*, à la dose de un à deux gros; du fruit de la *coloquinte* à la dose de un à trois gros. Il est encore un assez grand nombre d'espèces végétales qui jouissent de propriétés irritantes , telles que la sabine, une foule de renoncules; la joubarde des toits , plusieurs clématites et rhododendrum , la couronne impériale, la pédiculaire des marais , et quelques arums.

POISONS NARCOTIQUES.

Donnés à des doses capables de causer des accidens graves et funestes,

on observe qu'ils agissent primitivement sur le cerveau, et la moelle épinière, dont ils troublent et paralysent
les fonctions. Les individus soumis à
leur influence, éprouvent de l'engourdissement et de la pesanteur de tête,
tombent dans l'assoupissement, et
succombent à un sommeil insurmon-
table ; ils sont dans un véritable état
apoplectique. D'autres voient toutes
leurs facultés s'augmenter, leur imagination s'allume, ils ont des vertiges,
sont pris d'un délire gai ou furieux,
bientôt des douleurs, qui n'étaient
que légères, deviennent insupporta-
bles, les malades jettent des cris
plaintifs et s'agitent convulsivement.
Les membres plient, et n'offrent plus
de résistance, la paralysie suit la faiblesse. Les impressions ne sont plus
ressenties, la pupille est dilatée ou contractée ; le pouls acquiert de la plé-

nitude et de la dureté ; souvent ralenti, il offre quelquefois de la fréquence. On remarque dans quelques cas des nausées et des vomissemens ; la respiration devient lente et stertoreuse, ou fréquente et incomplète, la torpeur apoplectique fait des progrès; on n'apercoit plus que quelques mouvemens convulsifs partiels; ils cessent, et la mort a lieu.

A l'autopsie, on trouve une forte congestion du cerveau et de ses membranes; le cœur est mou et flasque, le sang noir et fluide, quoique l'on ait remarqué qu'il était quelquefois coagulé peu de temps après la mort; les poumons sont gorgés de sang, et le corps reste long-temps chaud et flexible ; le canal digestif n'offre aucune trace d'inflammation. De ces considérations générales sur les poisons narcotiques, nous sommes naturelle-

ment conduits à leur histoire particulière.

MORPHINE.

A l'état de pureté, elle est solide,
incolore, inodore; elle cristallise en
prismes rectangulaires à quatre pans;
elle est très-peu soluble dans l'eau,
insoluble dans l'éther, se dissout dans
l'alcool surtout bouillant, qui en laisse
déposer la plus grande partie par le refroidissement. Cette solution ramène
au bleu le papier de tournesol. Jetée
sur les charbons ardens, la morphine
fond avant de se décomposer ; elle se
comporte comme un alcali avec les
acides qu'elle sature, et prend une
très-belle couleur rouge, lorsque l'on
verse sur elle quelques gouttes d'acide
nitrique. Un atome de morphine fine-
ment pulvérisée, mis en contact avec
une très-petite quantité de tritohy-

drochlorate de fer non acide, ou très peu acide, suffit pour lui communiquer une couleur bleue.

ACÉTATE DE MORPHINE.

Ce sel est extrêmement déliquescent, d'un blanc gris ; soluble dans l'eau et l'alcool ; l'ammoniaque en précipite la morphine, mais la redissout lorsqu'on l'emploie en excès, aussi convient-il de faire évaporer la dissolution. L'acide sulfurique dégage l'acide acétique, et il se forme un sulfate ; l'acide nitrique donne une belle couleur rouge ; il bleuit avec le tritohydrochlorate de fer, et sépare l'iode de l'acide iodique, comme la morphine. L'infusion de noix de galle, versée en petite quantité, donne un précipité blanc grisâtre qui se dissout facilement, pour peu que l'on y ajoute de l'eau ou un excès d'infusion.

Les personnes soumises à l'action de ces substances, à des doses trop faibles pour causer l'empoisonnement, ont de la céphalalgie, des étourdissemens, des vertiges; leur face et leurs yeux sont colorés, la pupille est contractée; elle ne se dilate que lorsque l'action est violente; il survient des nausées, des vomissemens; la constipation est ordinairement constante, l'émission des urines est difficile; le pouls perd de sa fréquence; la peau devient le siège de démangeaisons. Lorsqu'on augmente la dose de la morphine ou de l'acétate de morphine, et qu'on la porte de cinquante à cent grains, on détermine la mort chez les chiens d'une forte stature, avec tous les symptômes d'une violente excitation encéphalo-rachidienne : cette action est beaucoup plus marquée, lorsque ces substances sont injectées dans les veines ou portées dans le tissu cellulaire.

A l'autopsie, on ne rencontre souvent aucune altération manifeste ; dans d'autres cas on observe une forte congestion de l'appareil encéphalique.

NARCOTINE.

Elle est solide, blanche, inodore et insipide. Cette substance se dissout très-bien dans l'éther, et dans les acides ; le nitrique la colore en jaune.

Dissoute dans les acides acétique ou sulfurique ou dans l'huile, et donné à la dose de 3o ou 4o grains, elle détermine de graves accidens: on observe alors des convulsions qui se renouvellent à de courts intervalles ; la tête est renversée en arrière, et la faiblesse trop grande pour que les animaux puissent se soutenir , ils tombent de côté, poussent des cris plaintifs , et périssent huit ou dix heures après l'ingestion du poison. L'autopsie fait découvrir une vive irritation du canal intestinal, et une forte congestion encéphalo-rachi-dienne.

ACTION DE L'OPIUM SUR L'ÉCONOMIE.

Il faut reconnaître qu'on est encore loin d'être d'accord sur ses effets; voici cependant l'opinion qui paraît le plus généralement adoptée : l'opium, ses principes et ses diverses préparations, provoquent souvent une congestion cérébrale, qui cause cette exaltation intellectuelle, ce sentiment de bien-être qu'éprouvent ceux qui en font un usage habituel, lorsqu'ils se bornent à prendre de faibles doses. Si la con-gestion augmente, les facultés sont perverties, et il se manifeste du délire, des cris plaintifs, des rêveries, des images effrayantes : il y a des mouvemens convulsifs ; la pupille est contractée. La congestion est-elle encore portée à un plus haut degré, symptômes apoplectiques, paralysie des extrémités inférieures ; le cœur et la poitrine ralentissent leurs mouvemens, et la face est congestionée ; la mort ne tarde pas à survenir.

OPIUM.

Il est solide, d'un brun rougeâtre en dehors, légèrement luisant, opaque, pliant, susceptible d'adhérer aux doigts, d'une odeur nauséabonde particulière. Sur des charbons ardens, il se décompose comme les substances végéto-animales, répand une fumée épaisse, d'une odeur ammoniacale, et laisse du charbon pour résidu.

Lorsqu'on l'approche d'une bougie allumée, il brûle avec flamme.

La dissolution a l'odeur d'opium ; elle rougit le papier de tournesol, et précipite en blanc légèrement jaunâtre par une petite quantité d'ammoniaque; ce précipité renferme de la morphine et de la narcotine ; mêlé avec une très petite quantité d'amidon en poudre ou de gelée d'amidon, puis avec la dissolution d'acide iodique, ce liquide donne aussitôt une couleur bleue, parce que l'iode est mis à nu. Ce procédé suffit pour le laudanum de Rousseau et de Sydenham.

JUSQUIAME.

La poudre et l'extrait de cette plante provoquent de la céphalalgie et du trouble dans les perceptions ; si l'on élève la dose, il survient des nausées, des vomissemens, des secousses convulsives, du délire. Dans les cas où les accidens sont plus graves, on observe l'assoupissement, l'état apoplectique, ou une stupeur marquée et la mort. On trouve à l'ouverture du corps, des signes de légère phlogose du tube digestif et l'injection sanguine de l'appareil encéphalo-rachidien. L'on prend souvent ses feuilles radicales, pour des feuilles de chicorée, et ses racines pour celles du panais.

La laitue vireuse, la solanine, et plusieurs autres végétaux jouissent de propriétés à peu près analogues, quoique moins énergiques.

ACIDE PRUSSIQUE, HYDROCYANIQUE.

Il est composé de carbone, d'azote et d'hydrogène; son odeur est si forte qu'elle occasionne instantanément de la céphalalgie et des étourdissemens;

cependant dans une grande proportion d'air, elle rappelle celle des amandes amères. Ce liquide est très-volatil et décomposable ; abandonné à lui-même, il noircit; sa propriété caractéristique est de former du bleu de Prusse, lorsqu'on le mêle avec quelques gouttes de potasse et une petite quantité de persulfate de fer. On peut encore constater sa présence par le nitrate d'argent. Le cyanure d'argent qui se forme est blanc, caillebotté, lourd, insoluble à froid dans l'acide nitrique, soluble dans cet acide bouillant et dans l'ammoniaque.

ACIDE PRUSSIQUE PUR.

Il est de tous les poisons connus le plus actif et le plus promptement mortel. A des doses trop faibles pour causer instantanément la mort, on observe une gêne momentanée de la respiration , quelques convulsions , des paralysies partielles ou générales , des vomissemens, des déjections fréquentes. Les animaux périssent narcotisés. Lorsque les effets de ce poison ont été rapidement mortels, on ne découvre aucune lésion sur les points de l'économie avec lesquels il a été mis en contact. Les veines sont gorgées d'un sang noir et épais , et les tissus exhalent une odeur d'amandes amères.

POISONS NARCOTICO-ACRES.

Tous les symptômes déterminés par les substances de cette classe , prouvent leurs effets irritans sur le canal intestinal et le système cérébro-spinal ; ils sont continus et ne présentent pas d'intermittence. Les malades ont de l'agitation , du délire , des mouvemens convulsifs ; la pupille est contractée; ils jettent des cris aigus, le pouls est petit, irrégulier, chez quelques-uns le narcotisme domine. A l'autopsie, on remarque les lésions que produisent les poisons des deux classes précédentes.

Les propriétés des racines de *colchique*, de *varaire*, des graines de *cévadille*, de *vératrine*, sont vénéneuses à des doses plus ou moins élevées.

La *scille* enflamme les parties avec lesquelles elle est mise en contact; à la dose d'un gros sur le tissu cellulaire d'un chien, elle peut causer la mort. L'extrait de *digitale*, porté subitement à la dose de huit à dix grains, d'un demi-gros sur des chiens soumis aux expériences, détermine tous les signes d'une violente irritation gastro-encéphalique.

La racine, les feuilles et les fruits

de *Belladone* jouissent de la remarquable propriété de dilater la pupille. Les symptômes d'empoisonnement auxquels cette plante donne assez fréquemment lieu sont les suivans : sécheresse de la gorge, efforts pour vomir; yeux hagards, pupilles dilatées, vision confuse, délire ordinairement gai, vertiges, rire sardonique, trismus, impossibilité d'avaler, agitation continuelle, oppression, éruption de taches gangréneuses à la peau, pouls petit, serré, sueurs, froid des extrémités, mort.

Les feuilles, la tige et l'extrait de *pomme épineuse* possèdent les mêmes propriétés. Nous mentionnerons également le *tabac:* le *laurier rose*, les *cigües*, l'*œnanthe safranée*, l'*ellébore noir* et le *napel*.

La fève de Saint-Ignace, la noix vomique, l'upastienté, doivent leurs

propiétés vénéneuses à l'alcali végé-
tal appelé *strichnine*. Il est sous forme
de poudre blanche que l'on trouve
composée de petits prismes à quatre
pans, terminées par des pyramides à
quatre faces surbaissées; il est d'une
amertume insupportable, se dissout
assez bien dans l'alcool et les huiles
volatiles, sature les acides. La strichnine verdit le sirop de violettes, est
insoluble dans l'eau, et se décompose
lorsqu'on le chauffe, en produisant
une épaisse fumée, et laissant un
charbon volumineux.

Un grain d'extrait alcoolique de
noix vomique cause promptement la
mort d'un chien assez gros, en produisant des accès de tétanos, qui, en
se prolongeant, déterminent l'asphyxie complète. Quand la dose est
beaucoup plus forte, l'animal périt
par l'action même de la substance sur

le système nerveux. Quand on touche
l'animal soumis à l'action de cette
substance, il éprouve une secousse
semblable à celle d'une forte commotion électrique. Après la section de la
moelle épinière, et même la décolla-
tion complète, les effets continuent
quelque temps ; caractère distinctif
de la strichnine. Après la mort on ne
trouve aucune lésion de tissu qui
puisse indiquer la cause qui l'a produite. Les symptômes déterminés par
l'emploi de la *fausse angusture* et de
la *brucine* sont à peu près les mêmes.

Le *camphre*, la *coque du Levant*,
la *picrotoxine* et l'*upas antias* n'ont
pas la même énergie; les deux dernières substances sont les plus actives; il
ne faut que dix à douze grains de la
première pour causer la mort, tandis
qu'il faut trois ou quatre gros de camphre ou de la coque du Levant pour

occasionner les mêmes résultats. Il
survient des convulsions horribles, la
respiration s'embarrasse, et la mort
paraît dépendre de l'asphyxie. On
trouve à l'autopsie des inflammations
locales, qui prouvent combien leur
contact immédiat est irritant.

CHAMPIGNONS

M. Richard fils a donné les caractères suivans comme ceux qui peuvent
le plus constamment faire reconnaître
les espèces vénéneuses : en général,
dit-il, il faut rejeter les champignons
dont l'odeur et le goût sont désagréa-
bles; ceux dont la chair est mollasse
et aqueuse; ceux qui croissent dans
des lieux ombragés et trop humides,
qui se gâtent avec facilité; ceux dont
le goût est amer, astringent ou trop
poivré; ceux qui changent de couleur quand on les entame. Une teinte

6.

rouge, brillante, est souvent l'indice de qualités délétéres, comme
on l'observe dans la fausse oronge
et plusieurs autres espèces dangereuses; cependant l'oronge vraie, qui offre cette coloration, est une des espèces les plus saines Les champignons les plus vénéneux sont la
*fausse oronge, l'amanite vénéneuse,
l'oronge visqueuse dartreuse, l'o-
ronge blanche, l'oronge à pointe
de trois quarts, l'oronge à câpres,
l'agaric annulaire, l'agaric brûlant,
l'agaric meurtrier, l'agaric caustique* et *l'agaric styptique.*

Les symptômes de l'empoisonnement par les champignons n'apparaissent pas immédiatement; ce n'est
qu'au bout de cinq ou six heures, et
quelquefois d'un temps beaucoup plus
long qu'on les voit survenir. Les malades éprouvent des nausées, de la

chaleur abdominale , des douleurs presque continues et très vives. Ils ont des vomissemens fréquens, et de nombreuses évacuations alvines, la soif ne peut être apaisée, le pouls est petit, dur et fréquent. Plus tard , on observe des convulsions générales ou partielles, des défaillances, des sueurs froides et de l'assoupissement. Le plus ordinairement l'intelligence persiste jusqu'à la mort.

A l'autopsie on remarque des taches nombreuses, et d'une couleur violette, répandues sur les tégumens ; le ventre est ballonné; l'estomac ainsi que les intestins offrent de larges taches gangréneuses, des traces d'une violente inflammation, et ces organes sont tellement contractés , que leur cavité a disparu. Les autres viscères présentent des traces d'inflammation.

Le *seigle ergoté* que l'on vante beau-

coup aujourd'hui dans les accouche-
mens laborieux, pris en grande quantité, détermine cependant des douleurs très-vives aux extrémités, des
éruptions cutanées, semblables à des
morsures de puces; un état d'engourdissement et d'ivresse, des convulsions; les pieds se sphacèlent; les
mains, le nez et les oreilles sont quelquefois aussi affectés de gangrène.

Quant à l'alcool (esprit de vin) et
l'éther (éther sulfurique), par lesquels nous terminons les poisons de
cette classe, à fortes doses, ils occa-
sionent les symptômes de l'apoplexie,
et agissent comme les poisons irritans.
Les effets de l'éther sont les mêmes
que ceux de l'alcool, dont ils surpassent l'énergie.

POISONS SEPTIQUES

OU

PUTRÉFIANS.

On donne ce nom aux substances qui déterminent la prostration des forces, des syncopes, la dissolution des humeurs le plus ordinairement sans trouble des facultés intellectuelles. Tels sont particulièrement le gaz hydrogène sulfuré, le méphitisme des égouts, des puisards, des fosses d'aisance, les venins de certains animaux, et quelquefois les alimens qui ont subi un commencement de décomposition putride. On a vu des boudins fumés trop anciens, des saucisses gâtées occasionner un malaise général, une douleur épigastrique, des vomissemens opiniâtres, l'aphonie, la dyspnée, un engourdissement général, des lypothimies, et dans quelques cas la mort.

On a trouvé le pharynx, l'œsophage et le canal alimentaire enflammés, et présentant des taches gangréneuses; le cœur était flasque et affaissé.

Toutes ces connaissances acquises, l'homme de l'art chargé de faire un rapport sur un cas supposé d'empoisonnement, doit se rappeler que des lésions anciennes et long-temps méconnues, des affections aiguës et violentes, ont souvent simulé l'empoisonnement. Il peut arriver, par exemple, qu'une personne qui jouit d'un état de santé apparent, soit prise, subitement et sans causes connues, d'accidens très-graves, auxquels elle succombe très-rapidement. Si un médecin a été appelé près du malade, il doit avoir la précaution de faire conserver les matières rejetées, les vases

dont on s'est servi, et il doit surtout
noter avec le plus grand soin la marche et les symptômes de la maladie ;
l'examen des lésions est aussi fort important, quoique leur absence ne démontre aucunement que l'empoisonnement n'a pas eu lieu. Plusieurs
maladies simulent l'empoisonnement
par la soudainéité de leur inva-
sion, la rapidité de leur marche, la
gravité de leurs symptômes ; il ne
sera pas inutile de les indiquer en peu
de mots.

Choléra-morbus. L'autopsie, les circonstances de la maladie, l'absence des
substances vénéneuses, peuvent seules
faire prononcer que l'empoisonnement n'a pas lieu. *Perforations spontanée de l'estomac.* Elles se montrent particulièrement à la base de l'estomac,
à la partie qui correspond à la rate et
au diaphragme. Le plus ordinaire-

ment, il n'y a pas d'épanchement,
la partie ulcérée de l'estomac s'est accolée aux parties voisines; si l'on détruit ces adhérences, il s'écoule de
l'estomac un liquide visqueux et onctueux, sans fétidité, mélangé de mo-
lécules noirâtres; les bords sont mous,
frangés, quelquefois enduits d'une ligne noirâtre plus ou moins marquée;
partout ailleurs, l'estomac conserve
sa forme et sa consistance ordinaires.
Les caractères des perforations produites par les poisons irritans peuvent
offrir des différences manifestes; leurs
bords, au lieu d'être amincis, coupés
en biseau, frangés, sont épaissis, comme calleux, offrant des colorations
diverses. L'analyse des matières et les
épreuves chimiques tentées sur les
parties altérées sont les meilleurs
moyens de lever les doutes. — *Iléus*
(colique de miserere). Un symptôme

qui semble indiquer cette maladie, est le vomissement des liquides injectés en lavement. L'autopsie n'a souvent démontré auuune lésion organique apercevable.—*Etranglement intestinal*; l'autopsie ne laisse jamais aucun doute. — *Hématémèse* ou *méléna*. L'examen des causes, des symptômes, met sur la trace de la maladie. L'ouverture montre souvent des altérations organiques profondes, et l'on ne peut découvrir aucune trace de poison.

EXAMEN DU CADAVRE D'UNE PERSONNE QU'ON SOUPÇONNE EMPOISONNÉE.

Lorsqu'on examine le cadavre d'une personne supposée empoisonnée, il faut recueillir toutes les matières contenues dans le canal intestinal, afin de les soumettre ensuite à de nouvelles épreuves. Pour cela, on place

deux ligatures sur la partie supérieure
de l'œsophage, en laissant entre elles
une pouce d'intervalle environ ; l'on
répète cette opération sur l'extrémité
inférieure du rectum, et l'on incise
alors les organes entre les deux ligatures ; l'on détache avec soin le tube
digestif dans toute sa longueur, et
avant d'en faire l'ouverture, on examine soigneusement la surface extérieure, pour s'assurer qu'il n'existe
pas de perforation, ou de solutions de
continuité accidentelles, et l'on abs-
terge avec une éponge. L'on ouvre
ensuite l'œsophage, l'estomac et les
intestins, en ayant soin de porter la
partie que l'on observe au-dessus d'un
vase de terre ou de porcelaine, dans
lequel s'écoulent les liquides contenus ; on râcle la muqueuse avec le
dos de l'instrument, ou on l'essuie
avec une éponge de moyenne gros-

seur, afin de recueillir complètement
toutes les matières, et l'on note les
altérations que l'on rencontre, en
détaillant leurs caractères, le point
du tube digestif auquel elles correspondent, et l'aspect des substances
qui les recouvrent, ou que l'on trouve
près d'elles.

S'il y a solution de continuité aux
intestins, on circonscrit l'altération
par une ou deux ligatures, on enlève
et l'on conserve toutes les parties dés-
organisées, et l'on éponge les liquides
répandus dans l'abdomen, afin de les
soumettre à des épreuves expérimen-
tales.

On place alors le tube digestif dans
un vase que l'on remplit d'alcool; l'of-
ficier civil appose ensuite les scellés:
on conserve également les liquides
recueillis dans un vase bien fermé et
scellé.

Nous allons maintenant tracer quelques règles pour faciliter à l'homme de l'art les moyens de reconnaître la nature des poisons mineraux auxquels le crime a le plus frequemment recours.

Le médecin, chargé de faire un rapport, aura soin de se procurer tous les objets qui lui sont nécessaires. Ses réactifs devront être parfaitement purs. Ceux qui seront employés à l'état liquide seront plutôt concentrés qu'affaiblis. Il n'entreprendra ses expériences que devant une autorité judiciaire compétente, et fera appliquer les scellés s'il a besoin de plusieurs séances.

Dans l'examen des matières solides et liquides, on ne doit jamais opérer que sur une petite quantité à la fois, et on doit avoir également soin d'en réserver une partie pour assurer la valeur des conclusions. Dans tous les essais que l'on tente, on ne doit pas rejeter ou perdre aucun produit. Ceux qui ne servent plus seront réunis dans un vase particulier. On doit noter au fur et à mesure tous les résultats que l'on obtient; on s'épargne de cette manière beaucoup de temps et d'incertitude. Lorsqu'on croit avoir reconnu la nature du poison, on conseille de faire une préparation semblable, et d'examiner si l'action des réactifs est la même, ou à peu près pareille. Enfin l'homme de l'art ne doit jamais communiquer d'avance, ni au magistrat, ni à aucune autre personne, les résultats et les conclusions de ses expériences.

ACIDES VÉGÉTAUX.

En traitant des poisons végétaux, nous avons déjà fait connaître les caractères distinctifs de la plupart d'entre eux , mais comme ils sont en général moins saillans que ceux des poisons minéraux, nous allons leur consacrer un chapitre spécial.

A cette classe appartiennent principalement les *acides citrique*, *tartrique* , *oxalique* , *hydrocyanique*. Pour les reconnaître , on verse un excès d'eau de chaux dans leur dissolution.

Acide citrique. Il ne forme pas de précipité à la température ordinaire; mais si l'on soumet la liqueur à l'ébullition pendant quelque temps , il se dépose du nitrate de chaux, qui est blanc. *Acide oxalique*. Il donne un précipité d'oxalate de chaux insoluble dans un excès d'acide. *Acide tartrique*. Il fournit également un précipité , mais qui est dissous par un excès d'acide. *Acide hydrocyanique*, le nitrate d'argent forme avec cet acide un cyanure d'argent, blanc, cailleboté, lourd, insoluble dans l'eau et l'acide nitrique à froid, soluble dans un acide bouillant et dans l'ammoniaque.

POISONS VÉGÉTAUX.

Projetés sur les charbons incandescens, ils brûlent et répandent une odeur de caramel ou de vinaigre, et laissent du charbon pour résidu.

Les *alcalis végétaux* sont *la brucine*, *la morphine*, *la narcotine*, *la strichnine*, *l'émétine*, *la delphine*, *la vératrine*, *la picrotoxine*.

Parmi les alcalis ceux qui rougissent par l'acide nitrique sont, *la strichnine* (non parfaitement pure), *la brucine*, *la morphine*.

La *strichnine* rougit le sirop de violettes, est insoluble dans l'eau, et se décompose lorsqu'on la chauffe, en produisant une épaisse fumée, et laissant un charbon volumineux. La *morphine* bleuit par un très petite quantité de tritohydrochlorate de fer. Elle se fond par la chaleur sans se décomposer, ressemble alors à du soufre en liquéfaction, et cristallise par le refroidissement. La *brucine* traitée par l'acide nitrique concentré lui communique une couleur rouge, elle jaunit lorsqu'on élève la température. Le protohydrochlorate d'étain lui donne alors une belle couleur violette, ce qui permet d'en reconnaître de très petites quantités.

Les autres alcalis ne rougissent pas par l'acide nitrique. La *narcotine* est le seul dont la dissolution alcoolique ne ramène pas au bleu le papier de tournesol rougi par un acide. La *picrotoxine* se dissout dans cinquante fois son poids d'eau distillée; mise sur des charbons ardens elle se boursouffle et répand une odeur de résine.

L'*émétine* est le seul qui précipite en flocons d'un blanc sale, par l'infusion de noix de galles.

La *delphine* est précipitée par les alcalis, sous forme de gelées. La solution alcoolique de vératrine ramène au bleu le papier de tournesol rougi par les acides. La *vératrine* est décomposée par le feu et laisse un charbon volumineux.

EMPOISONNEMENT LENT.

La distinction est ici assez difficile à faire, mais un médecin instruit peut cependant l'établir. Les symptômes que déterminent les poisons, ne diffèrent que dans leur degré d'intensité; et en les comparant avec la constitution et l'état de l'individu, en étudiant chaque exacerbation qui suit l'ingestion d'une nouvelle dose de poisons, les intermittences qui se rapportent à quelques particularités de la conduite du malade, on remarquerait des phénomènes qui ne pourraient s'expliquer, paraîtraient étranges et insolites, et par cela même devraient appeler toute l'attention du médecin.

Il arrive souvent que l'on a à examiner si l'empoisonnement a été volontaire ou criminel. Il faut dans ce cas rechercher le genre d'empoisonnement, l'âge du sujet, l'état de santé habituel, le nombre, la gravité d'anciennes lésions organiques, et le degré de développement intellectuel.

SOPHISTICATION DES MATIÈRES
ALIMENTAIRES.

Lait. Le mélange avec la fécule se reconnaît par la teinture d'iode; lorsque le lait a bouilli, il en résulte un précipité jaune-clair, jaune de moutarde, bleu verdâtre et bleu lilas. Pour découvrir l'oxide de zinc, il suffit de verser de l'acide sulfurique et de filtrer le coagulum pour obtenir du petit lait, dans lequel les alcalis et les hydrosulfates font naître un précipité blanc. On le calcine avec de la potasse caustique et de la poudre de charbon, et il reste au fond du creuset, un culot de zinc métallique. Le sous-carbonate de potasse fait effervescence avec les acides, et précipite en jaune-serin par l'hydrochlorate de platine.

Vin. On verse quelquefois de la potasse, de la chaux, ou de la craie dans

le vin, pour arrêter la fermentation
acide, il se forme alors de l'acétate de
potasse ou de chaux; après avoir fait
évaporer la liqueur, on traite le résidu par l'alcool, qui s'empare des
sels calcaires; l'hydrochlorate de platine y fait naître un précipité jaune-
serin, si l'on a employé la potasse;
et l'acide oxalique un précipité blanc
insoluble dans un excès d'acide, si
l'on s'est servi de la chaux. Pour constater la présence de l'acide acétique,
on fait évaporer une partie de la solution alcoolique, et, en versant quelques gouttes d'acide sulfurique sur le
résidu, il se dégage aussitôt des vapeurs d'acide acétique (vinaigre).

Il est facile de démontrer dans le
vin la présence d'un sel de plomb. Il
suffit de le décolorer par le chlore, et
de l'essayer par l'acide sulfurique

(précipité blanc de sulfate de plomb).
Si l'on n'avait pas de chlore à sa disposition, on verserait dans le vin que
l'on essaie, un excès d'acide hydrosulfurique ; on ferait dessécher le
dépôt, et en le calcinant avec de la
potasse caustique, on obtiendrait un
culot de plomb métallique.

La sophistication par des matières
colorantes (vin fait avec l'eau, l'alcool, les crêmes de tartre et les matières colorantes) se reconnaît en versant une partie de la composition suivante (alun 1, eau distillée 7) sur six
parties de vin. Les vins de Bour-
gogne, de Mâcon, de Bordeaux, précipitent en bronze foncé; les bois de
myrtille, en olive foncé vu par réflexion ; les bois d'Yèble, en olive
clair vu par réflexion ; les baies de

Troène en vert foncé vu par réflexion;
les bois de Fernanbouc en rouge violet; les bois d'Inde, en lie de vin
très foncée.

SOPHISTICATION DES EAUX-DE-VIE.

Lorsque cette liqueur est sophisti-
quée par le poivre, le poivre long,
l'ivraie, la stramoine, l'évaporation au
lieu de lui faire perdre sa force, lui
fait acquérir une odeur et une saveur
plus marquées. Le mélange avec le
laurier rose donne naissance à du
bleu de Prusse, lorsqu'on le mêle à
de la potasse et du protosulfate de
fer. Pour reconnaître l'alun, l'on décolore la liqueur par le chlore, on
la filtre et on la fait évaporer jusqu'au
tiers, pour précipiter une matière
rougeâtre qui pourrait masquer ses
propriétés. L'ammoniaque y fait

naître alors un précipité blanc, opa-
lin, qui est soluble dans un excès de
potasse. Le nitrate et l'hydrochlorate
de baryte indiquent l'acide sulfurique. L'eau-de-vie faite avec l'eau et
l'alcool ne rougit pas le papier de
tournesol.

SOPHISTICATION DU VINAIGRE.

On ajoute quelquefois au vinaigre
les acides sulfurique ou hydrochlorique ; pour les reconnaître on se sert
de la baryte, qui donne un précipité
de sulfate blanc insoluble, et d'un sel
d'argent qui donne naissance à un
chlorure.

HUILE.

On la mêle quelquefois avec l'huile
d'œillet. Cette altération se reconnaît
en faisant dissoudre à froid six parties
de mercure dans sept parties et demie

d'acide nitrique à 38°, en mêlant une partie de cette dissolution avec onze parties d'huile d'olive; celle-ci se prend en une masse jaunâtre qui devient solide en vingt-quatre heures; tandis qu'elle est molle et fluente, lorsqu'elle contient un dixième d'huile d'œillet.

SOPHISTICATION DU PAIN.

Il peut être mélangé avec le sous-carbonate de potasse, pour mieux lever; on le mêle à plusieurs reprises dans l'eau distillée, et au bout de 24 heures on filtre le liquide, qui verdit le sirop de violettes, précipite en jaune-serin par l'hydrochlorate de platine, et fait effervescence avec quelques gouttes d'acide nitrique.

L'alun destiné à blanchir le pain se reconnaît, en malaxant dans l'eau distillée, l'alumine précipite par l'ammoniaque, et l'acide sulfurique par un sel de baryte; l'évaporation donne de l'alun cristallisé.

En faisant incinérer le pain, et en traitant les cendres par l'acide sulfurique affaibli, on reconnaît le cuivre. La dissolution devient d'un bleu céleste par l'ammoniaque, et laisse déposer le cuivre sur une lame de fer bien décapée qu'on y introduit.

———

8.

Chapitre deuxième.

Homicide par asphyxie.

Si l'état actuel des connaissances a permis d'assigner à chaque poison les caractères qui lui sont propres, et de placer ainsi le remède à côté du mal, la science moins avancée dans la question de la mort par asphyxie, va se montrer à nous irrésolue, incertaine, et plus d'une fois le doute nous sera nécessaire, si nous ne voulons pas porter des jugemens hasardés. Comment, en effet, décider, dans tous les cas, d'une manière affirmative, que l'individu qui a péri par submersion, par strangulation, ou par suffocation, est la victime d'un accident, d'un crime, ou de ses propres fureurs. Mais, hâtons-nous d'ajouter que si les difficultés sont grandes, de puissans auxiliaires viendront à notre secours, et que souvent la conviction pénétrera dans nos ames.

On désigne sous le nom d'*asphyxie* la suspension de tous les phénomènes de la vie par des causes qui agissent exclusivement, ou du moins d'une manière spéciale, sur les organes de la respiration. Tantôt l'asphyxie est le résultat de la privation d'air, tantôt elle est la suite de l'introduction de gaz délétères dans les voies respiratoires.

ASPHYXIE PAR PRIVATION D'AIR.

SUBMERSION.

L'estomac des individus submergés vivans, contient presque toujours une

petite quantité d'eau ; mais que peuvent, pour déterminer la mort, quel
ques onces, une livre ou deux livres
de liquide avalés pendant la submersion? La principale cause est toujours
le défaut d'air respirable.

Les signes qui font reconnaître que
l'individu a péri par submersion ne
sont pas tous d'une égale valeur. Un
des premiers, qui mérite l'attention,
est la matière terreuse qu'on trouve
sous les ongles du noyé, mais il faut
dans ce cas bien s'assurer qu'elle [est
de même nature que le sol qui forme
le fond de la masse d'eau dans laquelle
était le cadavre. L'engorgement des
vaisseaux cérébraux, la plénitude des
cavités droites du cœur, la fluidité
du sang, la distension des poumons par
l'air, le refoulement du diaphragme,
l'élévation du thorax, sont sans doute
utiles à connaître, mais pris isolé-

ment, ils sont insuffisans, et il est tout au plus permis d'établir quelques probabilités d'après leur ensemble.

La présence dans l'estomac d'un liquide semblable à celui dans lequel le corps a été trouvé est une preuve plus positive de la mort par submersion ; celle d'une matière écumeuse, du liquide ambiant dans les voies respiratoires est un indice plus essentiel, mais il faut que le liquide lui-même ait pénétré jusque dans les dernières ramifications bronchiques, et qu'il soit bien reconnu qu'il est identique à celui qui environnait le corps, qu'il n'a point été injecté après la mort, et que l'individu n'était point dans une situation verticale, la tête en haut. Cependant, comme il est prouvé que l'on n'a pas trouvé d'écume et d'eau dans les voies aériennes chez certains individus noyés vivans, on ne peut pas dire, quand ce signe manque, que l'individu n'est pas mort par submersion. L'existence dans le tissu des poumons d'un liquide coloré ou sali par de la vase ou de la boue, quoique très-rare, est un signe excellent.

Les présomptions en faveur de la mort par submersion deviennent encore plus fondées, si, outre l'existence de l'écume dans les parties que nous venons d'indiquer, la quantité du liquide aqueux déjà signalé dans les poumons est considérable, parce que l'expérience a appris que les dernières ramifications bronchiques n'en sont jamais aussi abondamment pénétrées après la mort que pendant la vie. Le médecin ne doit pas borner là ses recherches. Lors même qu'il est démontré qu'un individu a péri par submersion, il faut s'occuper de reconnaître s'il est tombé dans l'eau par accident, s'il s'y est précipité lui-même, ou s'il a été victime d'un homicide. Des traces de violences étrangères peuvent seules mettre sur la voie de la vérité. Des plaies faites par des instrumens piquans, tranchans ou contondans, par des armes à feu, un poids quelconque suspendu au corps pour entraîner l'individu au fond de l'eau, des liens aux pieds, doivent faire soupçonner un assassinat. Il en est de même des traces d'empoisonnement, d'un sillon circulaire au cou, des liens qui tiendraient les poignets fortement serrés. Avouons que dans beaucoup de cas l'art ne possède aucun moyen de résoudre ces problêmes.

ASPHYXIE PAR STRANGULATION.

On entend par strangulation, non-

seulement l'étranglement proprement
dit, mais aussi la suspension. Dans
l'un et l'autre cas, c'est à l'interruption de la respiration par suite de la
compression de la trachée-artère,
beaucoup plus qu'à la congestion
sanguine des vaisseau du cerveau, que
la mort doit être attribuée.

On avait prétendu, avant M. Esquirol, que la corde ou le lien déterminaient une ecchymose sur la
peau. Il est maintenant positif qu'elle
n'existe presque jamais, puisqu'on ne
trouve pas de sang épanché dans le
tissu cellulaire sous-jacent; il est probable qu'on a été induit en erreur par
la couleur brune de la peau du sillon,
qui lui donne en effet cette apparence.
Dans les cas de strangulation ou de
suspension assez rares où l'on observe
des ecchymoses dans le tissu cellulaire
sous-cutané du cou, dans les muscles

sous-jacens, ou dans le voisinage du larynx, elles sont une preuve certaine que la strangulation ou la suspension ont eu lieu pendant la vie.

La bouffissure et la couleur violacée de la face, la présence d'une écume sanguinolente à la bouche, la couleur violette des extrémités, ne sont pas des signes positifs de strangulation; mais s'ils existent avec l'engorgement des poumons, des vaisseaux cérébraux et les altérations qui annoncent que l'individu a péri asphyxié, ils acquièrent une plus grande valeur. Les preuves de la strangulation deviennent plus fortes si l'on observe l'érection du pénis et l'éjaculation du sperme, ou seulement l'éjaculation sans érection, la luxation des vertèbres cervicales, ou d'autres blessures faites du vivant de l'individu. Les phénomènes de l'organe excitateur manquent cependant chez beaucoup de personnes étranglées ou pendues vivantes ; ils ont d'ailleurs été observés dans les affections traumatiques de la moëlle et dans un cas de luxation de la cinquième vertèbre cervicale. Quant à la luxation des vertèbres, on distingue facilement qu'elle a eu lieu avant la mort lorsqu'il existe en même temps une ecchymose dans les muscles voisins, qu'il y a du sang extravasé dans le canal vertébral et que l'individu porte des traces de blessures.

Lorsqu'il y a eu strangulation sans suspension, on croit généralement l'homicide plus probable que le suicide : c'est une erreur. Nous avons vu en 1853, dans les salles de M. Husson, une femme qui s'était étranglée dans son lit, sous les yeux des autres malades, sans que personne s'en aperçût, en serrant son mouchoir autour de son cou ; cette femme avait eu la force de faire deux nœuds. L'homicide et le suicide sont également dificiles à distinguer dans le cas de suspension. L'existence de deux sillons, l'un circulaire horizontal et situé à la partie inférieure du cou, l'autre situé plus près des branches maxillaires et remontant obliquement vers l'occiput pourrait faire penser qu'il y a eu d'abord étranglement et ensuite suspension ; mais il peut y avoir également deux sillons lorsque l'individu qui se pend tourne deux fois la corde autour de son cou. D'un autre côté, il arrive souvent que, chez les individus pendus ou qui se pendent eux-mêmes, le sillon n'est point oblique, mais à peu près horizontal, de manière qu'on pourrait admettre au premier abord qu'il y a eu étranglement plutôt que

suspension. C'est donc particulièrement dans l'examen des circonstances
accessoires que l'on pourra puiser la
preuve de l'homicide ou du suicide.
Il est encore un point qui doit appeler
l'attention du médecin; dans ses recherches, il devra s'attacher à découvrir si la personne étranglée n'aurait
pas été empoisonnée ou blessée.

ASPHYXIE PAR SUFFOCATION.

Elle est l'effet d'une cause qui agit
immédiatement dans l'intérieur du
larynx ou du pharynx. Si des scélérats avaient cherché à se défaire ainsi
de leur victime, on trouverait des
marques d'une résistance plus ou
moins vive sur le corps de l'individu
assassiné. L'examen intérieur révèlera
le crime.

ASPHYXIE PAR LES GAZ NON RESPIRABLES.

Les phénomènes de cette asphyxie sont les mêmes que ceux de l'asphyxie par défaut d'air. Les gaz qui donnent lieu à ce genre de mort sont l'azote, le gaz hydrogène, le gaz oxydule d'azote, le gaz acide carbonique ; le défaut de renouvellement de l'air doit être attribué à la même cause. C'est aux gaz hydrogène carboné et oxyde de carbone qu'est dû l'empoisonnement par le charbon, lorsque la combustion a lieu dans une chambre où l'air extérieur n'entre pas facilement.

ASPHYXIE PAR LES GAZ DÉLÉTÈRES.

Ces gaz sont non-seulement impropres à la respiration, mais ils exercent eux-mêmes une action destructive.

9.

Le gaz acide sulfureux, le gaz acide nitreux, le gaz ammoniac, le chlore, le gaz acide hydro-chlorique, le gaz hydro-sulfurique ou hydrogène sulfuré, le plomb (gaz des fosses d'aisances), causent la mort comme les précédens; il en est de même du gaz hydrogène arsénié.

L'asphyxie peut encore être causée par des émanations végétales; mais les effets sont en général subordonnés à l'idiosyncrasie ou disposition particulière de l'individu.

Chapitre troisième.

Crimes contre la santé ou la vie.

COUPS , BLESSURES.

La loi en établissant une différence entre les blessures qui entraînent une incapacité de travail de plus de vingt jours, et celles qui guérissent en un moindre espace de temps a soulevé une foule de considérations importantes sur lesquelles il est de notre devoir d'appeler l'attention. Ainsi, il est des blessures qui peuvent guérir dans l'espace de six à dix jours, tandis que dans certains cas, elles pourront se prolonger au-delà du trentième jour, soit à cause d'une disposition morbide du blessé ou des circonstances atmosphériques dans lesquelles il aura été placé, soit parce qu'il a été privé des secours de l'art, ou que ces secours auront été mal dirigés ou repoussés par lui, soit enfin parce que, dans la vue d'obtenir des dommages et intérêts plus considérables, ou par motif de vengance, il aura employé des moyens capables d'aggraver ses blessures ou d'en prolonger la durée. Ces circonstances qui jouent un si grand rôle dans les blessures doivent être soigneusement méditées par les hommes de l'art qui rédigent les rapports, et il importe également que les magistrats, les avocats, les jurés, ne les perdent pas de vue.

COUPS , BLESSURES.

Les lésions désignés sous le terme
de blessures sont très nombreuses,
nous allons d'abord les examiner
d'une manière générale, nous les étu-
dierons ensuite dans les divers organes. On donne en médecine légale, le
nom de blessures à toute altération
locale des corps produite par un acte
de violence ou par l'application d'un
caustique: il suit de là qu'on doit rapporter aux blessures, la contusion,
la fracture, la luxation, l'entorse, la
brûlure et les plaies.

CONTUSION.

On désigne sous ce nom une blessure
faite par un corps mousse et arrondi,
comme le poing, un bâton, sans solution de continuité à la peau; les
tissus et les capillaires sous-cutanés

sont froissés ou écrasés. La contusion est quelquefois assez violente pour déterminer les plus grands désordres, tels que des fractures, la désorganisation des muscles, la rupture des viscères, quoique la peau n'ait éprouvé aucun altération apparente; ces exemples sont assez fréquens dans les blessures par armes à feu.

MEURTRISSURE.

Ce mot indique toujours que le coup a été porté par un adversaire; on ne doit donc en faire usage que dans cette acception.

PLAIE CONTUSE.

Lorsque la contusion est accompagnée de la solution de continuité de la peau, la blessure prend le nom de plaie contuse, ses bords sont alors inégaux et déchirés.

ECCHYMOSE.

On appelle ainsi l'extravasation du sang dans les lames du tissu cellulaire. Lorsque le sang s'échappe d'un vaisseau un peu volumineux, il se répand dans le tissu (*infiltration sanguine*), ou se rassemble en un seul foyer, soit dans une cavité naturelle, soit entre les lames celluleuses (*épanchement sanguin*). Ce dernier phénomène peut aussi reconnaître pour point de départ la décomposition putride. La cause la plus fréquente de l'ecchymose est la contusion; mais elle survient aussi à la suite d'efforts, de secousses violentes, dans quelques affections où la débilité des capillaires est extrême, l'on trouve alors de petits dépots sanguins dans l'épaisseur des tissus, sans que les parties voisines soient aucunement alterées. Dans l'ecchymose de cause externe, la tache cutanée est d'abord rouge ou bleuâtre; elle se fonce ensuite, devient noirâtre ou plombée; plus tard elle est successivement violette et jaunâtre, puis ces teintes s'étendent en s'affaiblissant et finissent par disparaître : le point central reste toujours d'une couleur plus intense que les parties voisines, et il est encore noirâtre que l'on aperçoit déjà une légère teinte jaune à son pourtour, phénomène que l'on explique très-bien par l'absorption.

On ne doit pas confondre l'ecchymose avec plusieurs affections dont les caractères sont différens. C'est ainsi que quelques personnes apportent en naissant des taches rouges livides ou violacés qui sont toujours exactement circonscrites, et qui n'offrent pas ces tons plus pâles, qui se succèdent du

centre à la circonférence dans l'ecchymose. Des taches semblables et qui ont
la couleur de la lie de vin, se montrent
aussi spontanément sur différens
points du corps, aux mains, aux tempes, etc.; chez les femmes en couche,
par exemple. Chez quelques individus débilités, il se forme à l'instant
de la mort, dans les parties les plus
déclives, des congestions sanguines
qui occasionnent des taches rouges à
la peau, que l'on désigne sous le
nom de *lividités*. Chaussier a montré par ses propres observations, qu'il
survenait quelquefois dans la fluxion
de poitrine et dans d'autres maladies
aiguës, des taches sanguines par injec-
tions, dans les points de la peau en
rapport avec l'organe malade. Lorsque les lividités, quelle que soit leur
cause, sont partagées en plusieurs lignes, par l'inégalité du plan sur le-

quel le corps reposait, elles ressemblent dans ce cas aux traces que laisserait la percussion avec des verges ,
et on les nomme *vergetures* ou *vi-
bices*. La *sugillation* n'est qu'une véritable ecchymose provenant de cause
interne : telles sont les taches scorbu-
tiques.

ENTORSE.

On nomme entorse l'extension forcée , et quelquefois même la rupture
de quelques uns des ligamens d'une
articulation mobile, sans que les surfaces osseuses aient changé de rapport. Le coude-pied et le poignet en
sont ordinairement le siége. On donne
quelquefois à ces lésions, lorsqu'elles
sont légères, le nom de foulures. Celles du membre inférieur sont beaucoup plus graves, à cause de la résistance que doit offrir l'articulation ,

pour supporter le poids du corps. Il
reste pendant long-temps de la gêne
et de l'engorgement dans les mouvemens.

COMMOTION.

On désigne sous ce nom, l'état de
stupeur dans lequel un organe est
plongé par suite d'une percussion,
d'une chute, d'une secousse ou d'un
ébranlement. L'organe qui en est le
plus souvent le siége est le cerveau.
Un coup donné sur la voûte du crâne,
la déforme à la manière d'une cloche qui vibre et oscille dans tous les
sens, et la masse cérébrale pressée,
affaissée au milieu de ces oscillations,
perd son action ou sa faculté d'agir,
et peut ainsi causer la mort de l'individu. Une chute sur les pieds, sur les
fesses, peut également déterminer la
commotion, parce qu'alors le cerveau

s'affaisse sur la base du crâne, et s'y déprime. C'est dans les mêmes cas que surviennent les commotions de la moelle et du foie. Il est facile de concevoir que la cause qui produit la commotion, peut aussi donner lieu aux contusions, déchirures et délabremens des mêmes organes. Les effets de la commotion peuvent être la suppression et l'interruption de la sensibilité et de toute action nerveuse, des hémorrhagies, l'inflammation, des épanchemens, le sphacèle; les commotions les plus dangereuses sont celles du cerveau et de la moelle épinière.

FRACTURE.

On entend par fracture la solution de continuité d'un os, ou d'un cartilage. Les fractures simples sont celles où l'os est rompu, sans autres ac-

cidens que ceux qui doivent nécessairement accompagner une semblable
lésion. Les fractures compliquées sont
celles qui ont lieu très-près d'une articulation dont les mouvemens seront
abolis en totalité ou en partie; celles
qui sont accompagnées de la sortie
des fragmens osseux à travers les ligamens, de la déchirure des nerfs, ou
de quelques gros vaisseaux. Elles sont
nécessairement beaucoup plus dangereuses que les autres fractures, et
entraînent souvent la nécessité de
l'amputation.

LUXATION.

On donne ce nom à un déplacement
permanent, complet ou incomplet
des surfaces articulaires, produit par
une cause externe. La luxation est
plus ou moins dangereuse, selon l'articulation affectée, le temps qui s'est

écoulé depuis qu'elle existe, les complications qui l'accompagnent, telles que la paralysie, la contusion ou le tiraillement des nerfs, l'hémorrhagie, les fractures, etc.

BRULURE.

C'est l'action du calorique sur les corps. M. Dupuytren a établi six degrés de brûlure ainsi caractérisés : 1° érythême ou phlogose superficielle de la peau, sans formation de phlyctènes ; 2° inflammation cutanée avec développement de phlyctènes ; 3° destruction d'une partie de l'épaisseur du corps papillaire ; 4° désorganisation de la totalité du derme jusqu'au tissu cellulaire sous-cutané; 5° réduction en escarres de toutes les parties superficielles et des muscles, jusqu'à une distance plus ou moins considérable des os ; 6° carbonisation de la totalité de l'épaisseur de la partie brûlée.

Boyer partage la brûlure en trois degrés; dans le premier, la peau est seulement rouge et sensible; lorsque les brûlures de ce premier degré sont très-étendues, et occupent toute la surface du corps, elles peuvent déterminer la mort par la violente excitation et la douleur qu'elles occasionnent. Dans le second degré, il se fait une exhalation séreuse au-dessous de l'épiderme qui est soulevé, et forme une vésicule ou cloche blanchâtre contenant un liquide limpide et transparent. Dans le troisième degré, la peau et les tissus sousjacens sont convertis en une escarre plus ou moins profonde, selon l'intensité de la brûlure. Si elle est étendue, le danger est très-grand dans la période d'inflammation et dans celle de suppuration; la guérison ne se fait que par une cicatrice indélébile, et quelquefois avec des difformités incurables. Pour apprécier les dangers des brûlures, il faut tenir compte de leur étendue et de leur profondeur, des parties qui en sont le siége, et des circonstances individuelles (1).

DES PLAIES.

On appelle plaies, toutes les solutions de continuité des parties molles ou dures, produites par une cause externe, et le plus souvent accompagnées d'hémorrhagie. On les distingue d'une manière générale, en plaies par instrumens tranchans, piquans, con-

_____

(1) Mais ce qui fait surtout le danger des brûlures, c'est l'inflammation qui survient dans le canal intestinal , ainsi que nous l'avons dit dans les leçons orales de M. Dupuytren.

tondans; en plaies par arrachemens et par morsures; en plaies par armes à feu. Sous le rapport de leur siége, on les divise en plaies de tête, en plaies de poitrine, en plaies de l'abdomen, etc.; et relativement à leurs circonstances, on les dit simples, compliquées, envenimées, légères, mortelles. Le pronostic des plaies exige en général beaucoup de réserve, surtout lorsqu'il s'agit de plaies par arme à feu; elles varient d'ailleurs selon la constitution, le tempérament, la position des individus, et l'influence atmosphérique. Aussi est-ce avec raison que Stoll a dit que le danger des blessures ne peut être jugé qu'individuellement. Il faut encore ajouter qu'il importe d'avoir égard à la nature de la partie blessée, à la cause vulnérante, ainsi qu'aux diverses circonstances qui in-

fluent sur leur durée et leurs suites ,
matières qui vont faire l'objet des
paragraphes suivans.

BLESSURES DE LA TÊTE.

Peu de blessures sont aussi importantes à étudier sous le rapport des
accidens qui peuvent survenir, de la
difficulté de les prévoir, et enfin de
l'influence du traitement; le cerveau,
le cervelet, la moelle alongée, peuvent
être atteints, et les suites n'en sont
pas les mêmes. Les lésions de la moelle
alongée sont immédiatement mortelles, tandis que celles du cerveau
sont susceptibles d'une terminaison
heureuse. Une plaie par instrument
piquant, faite à la paroi supérieure de
l'orbite ou dans un autre point du crâne
peut être pénétrante, sans qu'il soit
possible de le soupçonner; la plaie extérieure peut se cicatriser rapidement,

et au bout d'une douzaine de jours,
et quelquefois plus, apparaissent des
symptômes très-graves, qui annoncent
une lésion avancée de l'encéphale et
une mort imminente, parce que l'on
a tardé long-temps à en combattre la
cause. Il est à peu près certain que
par un traitement énergique, on peut
faire cesser une inflammation du cerveau par cause externe. Les complications les plus ordinaires des blessures du crâne sont l'érysipèle, l'inflammation phlegmoneuse du cuir
chevelu, la nécrose, l'hémorrhagie,
la présence de corps étrangers, la
compression et l'épanchement, l'inflammation des méninges et celle
de l'encéphale lui-même. Le crâne
peut être contus, et lorsque la contusion n'a pas étendu son action aux
parties plus profondément situées,
elle est ordinairement sans danger;

elle donne souvent lieu à des bosses et à des tumeurs fluctuantes dans lesquelles on sent quelquefois des battemens isochrones à ceux du pouls. Il faut connaître cette circonstance, parce qu'on pourrait croire que le cerveau est à nu, et que l'on en distingue les battemens; la plupart des plaies du crâne ne sont pas suivies de graves accidens. Celles par instrumens tranchans sont presque toujours simples. Les plaies par instrumens piquans sont plus dangereuses, parce que le sang ne peut souvent sortir, que les parties enflammées sont soumises à une forte compression. L'érésypèle les complique fréquemment. Il y a quelquefois aussi des symptômes d'irritation gastrique et du délire. Les plaies par instrumens contondans se guérissent assez facilement. Il faut réappliquer le lambeau, s'il conserve des adhérences avec les parties voisines.

Les plaies du os du crâne sont toujours accompagnées de contusion, et celle-ci peut amener la mortification du périoste, la nécrose et la carie. La contusion de la dure-mère détermine sa mortification, pour peu qu'elle soit violente; ses blessures peuvent être compliquées de l'ouverture de l'artère méningée moyenne ou du sinus. Le feuillet arachnoïdien pariétal participe toujours à ces lésions et son inflammation est une cause fréquente de méningite. Le cerveau peut être le siége de la commotion, de la compression, d'altérations organiques, d'encéphalite. Il a déjà été question de la commotion. La compression a lieu, lorsqu'un corps étranger, comme le sang, déprime le cerveau; sa gravité dépend de l'inflammation du cerveau. On connaît si peu les fonctions de cet organe , que l'on ne pourrait juger, d'après leurs altérations, quelles sont les parties blessées ; toutefois les paralysies étendues indiquent presque toujours des blessures profondes , ou situées à la base de l'encéphale (cerveau) ; lorsque la moelle alongée est lésée , la mort en est presque immédiatement le résultat. La gravité de l'inflammation traumatique (par blessure) du cerveau dépend de l'état antérieur de l'individu , de la nature de la cause vulnérante et du temps qui s'est écoulé depuis son action ; ainsi une encéphalite (inflammation du cerveau) qui survient le jour même ou le lendemain d'une plaie du crâne, sera moins grave qu'une affection semblable apparaissant seulement plusieurs jours après. Il n'est pas rare d'observer dans les blessures de tête, comme suites de cet accident les vertiges, l'affaiblissement ou le perte des facultés intellectuelles, la paralysie, une douleur fixe, l'épilepsie et les inflammations et abcès du foie.

BLESSURES DE LA FACE.

La cécité a été quelquefois le résultat de la plaie des paupières : une contusion, une plaie de ces parties peut s'être étendue jusqu'aux méninges et au cerveau, sans que l'homme de l'art le soupçonne, et les symptômes n'annonceront cet accident que quelque temps après la guérison de la blessure extérieure. Les piqûres du globe de l'œil n'amènent pas toujours la perte de l'organe; lorsque les humeurs se vident, l'accident est irréparable. Les contusions sont plus graves; elles exposent les jours du blessé par l'inflammation qui envahit l'œil et s'étend

quelquefois au cerveau. La cécité est à
craindre, surtout lorsque la contusion
a été produite par des grains de plomb.
L'ablation du nez et celle du cartilage de l'oreille entraînent presque
toujours des difformités incurables.
Les plaies des sinus frontaux et maxillaires sont simples par elles-mêmes ;
leurs complications seules les rendent
dangereuses. Les plaies de la glande
parotide et de son canal excréteur
occasionnent des fistules salivaires ,
souvent longues et difficiles à guérir.
Les plaies de la langue sont quelquefois très graves, puisqu'elles peuvent entraîner la perte de la parole.
M. Biessy dit que ces infirmités ne
durent qu'environ trois années. Les
plaies de la face par armes à feu
peuvent causer immédiatement la
mort; lorsque ce résultat n'a pas lieu,
elles peuvent encore offrir du danger

en raison du nombre et de l'importance des organes.

BLESSURES DU COU.

Les tentatives de suicide rendent ces
blessures très fréquentes; leur gravité
est en raison de leur profondeur; lorsqu'elles pénètrent au-dessus de l'os
hyoïde dans l'arrière-bouche, la base
de la langue n'est plus fixée; les boissons
et la salive s'écoulent par la plaie ou
tombent dans le larynx; les artères ca-
rotides et les jugulaires peuvent être lésées, la blessure des premiers vaisseaux
est rapidement mortelle, si l'on ne
s'empresse de faire la ligature. La ca-
rotide interne ne peut être blessée
sans que la mort s'ensuive promptement. Il en est de même de la piqûre
des artères vertèbrales. Celle des veines jugulaires externes n'est pas mortelle, puisque la compression seule suf-

fit pour arrêter l'hémorragie. La piqûre de la jugulaire interne serait mortelle si l'on ne procédait aussitôt à sa ligature. Les blessures des nerfs et de la moelle épinière sont souvent fort dangereuses. Dans les plaies de la région sous-hyoïdienne, l'instrument peut avoir été dirigé entre l'os hyoïde et le larynx; dans ce cas l'organe de la voix est intact. L'air et les alimens sortent par la plaie; ceux-ci peuvent tomber sur la glotte ou pénétrer dans la trachée-artère; la déglutition et la parole sont gênées; la plaie se sèche et souvent la gangrène survient. Une légère hémorrhagie peut devenir mortelle par l'entrée du sang dans la trachée et l'asphixie qui en résulte; mais ce danger est beaucoup plus à craindre lorsque la larynx est ouvert au-dessous de la glotte ou que la trachée est divisée : dans ce cas la pa-

role est impossible; mais il suffit de
mettre les parties en rapport et d'empêcher l'air de pénétrer par la plaie,
pour que le blessé puisse parler.
On ne connaît pas de cas de guérison,
dans la section complète de l'œsophage; en général la gravité des blessures de cette partie dépend des hémorrhagies, de la section des nerfs, de
celle de la trachée-artère, de l'œsophage, de la piqûre de la moelle,
de la contusion et de la fracture des
vertèbres cervicales.

BLESSURES DE POITRINE.

La contusion, les plaies superficielles de la poitrine sont des accidens légers; l'hémorrhagie, l'inflammation, la présence des corps étrangers et l'emphysème peuvent seuls
amener du danger. L'hémorrhagie de
l'aorte, de l'artère pulmonaire, des

veines caves est immédiatement mortelle. Les plaies du cœur dans lesquelles les parois seules des ventricules sont intéressées peuvent être suivies de guérison. Mais si les blessures sont assez vastes pour permettre au sang de s'échapper facilement, elles sont rapidement mortelles. M. Dupuytren dans ses leçons orales a rapporté plusieurs exemples de lésions très graves du cœur qui ont guéri. Les contusions, les fractures du sternum, des premières et dernières côtes sont aggravées par la violence de la cause qui les a produites. Les plaies des poumons sont en général inquiétantes à raison de l'hémorrhagie et de l'inflammation qui en sont les suites : le pronostic doit être fondé sur la connaissance des symptômes, les circonstances de la plaie, l'état individuel : on doit avoir soin de prévenir l'emphysème, ou d'y remédier promptement. Les blessures du diaphragme sont graves, celles de l'œsophage, du canal thoracique, des vertèbres dorsales et de la moelle épinière, lorsqu'elles sont étendues, sont presque toujours mortelles. Il en est de même de la blessure des nerfs diaphragmatiques.

BLESSURES DE L'ABDOMEN.

Celles des parois de l'abdomen sont toujours simples, lorsqu'on peut prévenir l'inflammation. L'ouverture de l'artère épigastrique donnerait lieu à une hémorrhagie facile à suspendre. Différentes paralysies, la paraplégie (la paralysie des extrémités inférieures, du rectum et de la vessie), peuvent être le résultat des blessures de la colonne vertébrale et de la moelle épinière. L'hémorrhagie des vaisseaux

sanguins est en raison du degré d'ouverture ; les commotions et les contusions du foie déterminent souvent
son inflammation ; la contusion de la
matrice dans l'état de grossesse peut
avoir les suites les plus graves pour
la femme et pour l'enfant. Les plaies
ne sont dangereuses que lors de l'ouverture de quelques gros vaisseaux
sanguins, des conduits excréteurs ou de
la vésicule biliaire. Le pancréas peut
être blessé sans inconvénient, s'il n'y
a pas quelque vaisseau ouvert. Les
reins, les uretères et la vessie ne sont
jamais blessés sans danger. Les plaies
de l'estomac et des intestins sont d'autant plus graves, qu'elles sont plus
profondes, qu'elles ont intéressé plus
de parties, et qu'elles sont ouvertes
plus largement. Il faut cependant faire
ici une remarque importante, c'est
que les viscères abdominaux sont tel-

lement pressés que leur division par un coup de fleuret ou d'épée n'amène pas toujours d'épanchement. En outre, la séreuse s'enflamme par adhésion avec tant de rapidité, qu'il suffit de quelques heures pour qu'il se forme des adhérences capables de mettre obstacle à la sortie des matières gastro-intestinales. Néanmoins, il n'est pas rare d'observer des hernies et des anus contre nature. Au nombre des accidens qui aggravent les blessures de l'abdomen, il faut ranger l'inflammation du péritoine, l'épanchement de liquides ou de gaz, et la présence de corps étrangers.

BLESSURES DES ORGANES GÉNITAUX.

Les contusions des testicules peuvent amener leur inflammation, leur destruction, le sarcocèle (cancer), et déterminer leur ablation. L'enlèvement forcé de ces organes, de la verge, constitue le crime de castration. Les piqûres de la verge, les torsions, lorsqu'elle est en érection, peuvent donner lieu à des anévrismes variqueux qui rendent le coït impossible.

BLESSURES DES EXTRÉMITÉS.

Parmi les blessures des extrémités, il en est rarement qui entraînent la perte d'une partie ou de la totalité d'un membre. Les artères et les veines des membres peuvent être lésées, et le pronostic de ces blessures varie beaucoup, selon le volume du vaisseau, sa position plus rapprochée du tronc, et la gravité de la lésion. Ainsi, une contusion qui affaiblirait seulement les parois de l'artère, et qui prédisposerait à un anévrisme, serait moins grave qu'une plaie qui donnerait une large issue au sang, et rendrait vains les secours de l'art. La gravité des blessures dépend encore de la facilité avec laquelle on peut atteindre le vaisseau blessé, exercer sur lui la compression, ou recourir à la ligature; du nombre des branches vasculaires qui peuvent entretenir la circulation lorsqu'elle est suspendue dans un des principaux troncs; des circonstances de l'hémorrhagie. Les nerfs peuvent être aussi lésés. Dans le plus grand nombre de cas, la paralysie est complète et incurable, toutes les fois que le nerf a été coupé, écrasé, fortement contus ou alongé. Une simple piqûre occasionne quelquefois des mouvemens convulsifs. Les muscles et les tendons divisés peuvent être réunis par une cicatrice. Lorsque ces parties sont peu volumineuses, il n'est pas rare de voir s'établir des adhérences qui détruisent le mouvement.

Si les tendons sont mis à nu, ils s'exfolient. La contusion des os peut en déterminer la nécrose et la carie. La gravité des fractures dépend de leur état de simplicité ou de complication. Les plaies des articulations sont généralement dangereuses. La carie, l'infiltration des membres en sont les suites fréquentes. L'entorse arrive souvent à l'articulation tibio-tarsienne. Les luxations sont plus ou moins graves, selon l'articulation luxée et les complications ; selon que la luxation a été ou n'a pas été reconnue, enfin suivant les suites probables de l'accident.

On ne saurait se dissimuler que les effets des blessures ne sont pas toujours en rapport avec la cause qui les a produites ; aussi a-t-on distingué des *circonstances manifestes* ou *occultes* existant avant le moment où la vio-

lence a été exercée, et des circonstances survenant après l'époque où
les blessures ont été faites.

Dans la première classe se rangent
l'âge, le sexe, les infirmités apparen-
tes, la contusion de certaines tumeurs,
la différence des tempéramens, les
états cachectique, scorbutique, les
constitutions, certaines maladies organiques, la transposition des viscères, et la minceur des os du crâne.
Il conviendra dans ces cas d'examiner attentivement les effets qui seraient résultés inévitablement de l'action de l'instrument vulnérant, si
l'individu n'eût pas été placé dans des
circonstances insolites, et établir la
comparaison entre ces effets et ceux
qui se sont manifestés.

A la seconde classe appartiennent
le climat, la saison, l'état général de
l'atmosphère, le lieu qu'habite le ma-

lade, la nature du traitement, la conduite du malade et des assistans, les tentatives faites dans l'intention d'aggraver la blessure, toutes circonstances qui doivent être prises en considération, parce qu'elles modifient et changent même le jugement à porter.

Classification des blessures. Il est évident que le pronostic des blessures présente de grandes différences, suivant leur gravité, et que la loi ne saurait appliquer les mêmes peines dans tous les cas ; c'est cette considération importante qui a fait diviser les blessures en trois classes, légères, graves, mortelles.

On peut considérer comme *blessures légères*, c'est-à-dire n'entraînant pas une incapacité de travail de plus de vingt jours, toutes celles qui n'entament que la peau et les muscles superficiels; les contusions bornées au tissu cellulaire, les plaies sans complication qui guérissent par réunion immédiate, celle qui se cicatrisent sans suppuration abondante; les brûlures du premier degré; celles plus profondes, mais qui sont bornées à un espace très circonscrit.

Les *blessures graves* qui occasionnent une incapacité de travail de plus de vingt jours comprennent les contusions profondes qui se terminent par une suppuration abondante, ou atteignent des organes internes qu'elles frappent de plegmasie; les plaies avec perte considérable de substance; toutes les plaies compliquées qui exigent des opérations; les brûlures étendues suivies d'escarre et de suppuration; toutes les lésions qui entraînent après elles une infirmité quelconque.

Enfin on peut considérer en général comme *mortelles*, les blessures pénétrantes du cerveau, du cœur, des poumons, des organes digestifs. Une blessure du cœur est plus nécessairement et plus promptement mortelle qu'une blessure du cerveau; celle-ci l'est plus qu'une blessure de la moelle; celle-ci à son tour est plus grave qu'une blessure du poumon, et cette dernière l'est plus qu'une blessure des organes digestifs. Mais dans cet examen, le médecin ne doit point oublier les ressources de la nature, les erreurs de diagnostic. Tant que le malade vit il ne faut prononcer qu'avec réserve.

EXAMEN JURIDIQUE DES BLESSURES.

Le médecin appelé pour procéder à la visite d'un blessé, doit le faire de suite. Cependant si la plaie a été pansée, il doit, avant de toucher à l'appareil, se faire rendre compte de la position exacte de la blessure, du genre de violence qui l'a produite, des précautions prises pour le pansement; il doit observer l'état général du blessé, son pouls, sa chaleur, etc.

Lorsqu'il y a eu hémorrhagie, fracture; qu'une plaie à large surface a été pansée selon les règles de l'art, et que dans les premiers cas l'écoulement du sang a été arrêté, ou qu'un appareil méthodique a été appliqué, le médecin doit se borner à constater dans un rapport provisoire l'état physique et moral dans lequel il a trouvé le blessé. Il y a également impossibilité de procéder immédiatement à l'examen d'une blessure, si l'engorgement est déjà trop considérable, ou si l'instrument vulnérant étant resté dans la plaie, l'extrême faiblesse du blessé ou le danger d'une hémorrhagie ne permettent pas d'en faire de suite l'extraction. Si la blessure n'est pas encore recouverte d'aucun appareil, l'expert déterminera exactement la situation, l'étendue, la forme, le nombre et l'importance des parties entamées. Il établira quelle a dû être la nature et la forme de l'instrument vulnérant, et avec quel degré de force il a dû agir.

Lorsque l'instrument vulnérant a été trouvé ou représenté, l'expert examinera si sa longueur, sa largeur, sa forme, coïncident bien avec la forme et les dimensions de la plaie. Il ne s'en laissera pas imposer par les changemens que la contractilité peut avoir déterminés dans la grandeur apparente de la blessure ou dans les rapports des parties entamées. — Une précaution également importante pour juger comment et dans quelle circonstance une blessure a été faite, et pour apprécier à leur juste valeur la déposition du blessé et des témoins, c'est de bien se représenter quelle a dû être sa position au moment où il a été frappé, et quelle a dû être celle de l'auteur de la blessure.

Si la blessure soumise à l'examen de l'homme de l'art est légère, il doit dès la première visite déclarer qu'à moins de circonstances extraordinaires et dont il ne voit pas la probabilité, la guérison aura lieu en moins de vingt jours, sans aucune infirmité, ni dérangement de fonctions. Si la blessure paraît grave, il dira quelles peuvent être les chances heureuses ou funestes ; il exposera les précautions et le traitement qu'il juge convenables, et se réservera de donner un pronostic positif dans un rapport subséquent, qu'il ajournera à cinq ou six jours. Dans la seconde visite, il constatera les accidens survenus ou l'amélioration que présente l'état du blessé; dans ce dernier cas, il déterminera approximativement combien la guérison doit encore exiger de temps, et s'il pense qu'il doive rester quelque difformité ou quelque infirmité permanente ou temporaire. Si les changemens survenus depuis la première visite ne lui paraissent pas encore assez concluans, il exprimera ses doutes et ajournera encore sa décision.

Enfin, quand une lésion lui paraîtra mortelle, l'expert ne devra point taire son opinion; mais toutefois il ne devra l'énoncer qu'avec une extrême circonspection.

Quant aux blessures mortelles par accident, et à celles qui, sans être suivies de mort, ont des suites plus fâcheuses que ne semblaient le comporter la nature et le siége de la lésion, l'expert doit avoir soin de mentionner l'état organique du blessé, sa mauvaise constitution, sa conduite personnelle, la conduite des assistans, l'insalubrité de l'atmosphère ou du local, enfin la méthode vicieuse de traitement.

EXAMEN JURIDIQUE DU CADAVRE D'UN INDIVIDU HOMICIDÉ.

Le médecin appelé par l'autorité, doit d'abord examiner dans quelle position est le cadavre, s'il est vêtu ou couvert, et quel est l'état ou la disposition des vêtemens; si le corps est en contact avec une substance capable d'exercer sur lui quelque influence; quels sont ses rapports avec les divers objets, et particulièrement avec les instrumens meurtriers trouvés dans son voisinage. Lors même qu'une arme serait dans sa main, il n'en faudrait pas moins rechercher s'il existe des indices d'autres violences. On comparera la dimension de l'arme avec celles des blessures, et en général on constatera autant que possible sur la place même où le cadavre aura été trouvé, et avant de changer sa position, le siége, la direction et l'étendue des diverses lésions, afin d'éviter les dérangemens que le transport ne peut manquer d'occasionner. On aura toujours soin d'indiquer si les lésions observées indiquent l'action d'un instrument piquant, tranchant ou contondant; si la victime paraît avoir été frappée sans résistance, ou s'il paraît y avoir eu une lutte plus ou moins violente.

Si l'on ne sait point encore quel

est l'individu homicidé, il faut, après avoir nettoyé le corps du sang et de la boue qui le salissent, en mesurer exactement la longueur; il faut noter son âge apparent, son embonpoint, sa force musculaire, la couleur, la quantité et la longueur de ses cheveux, il faut en un mot en prendre un signalement bien détaillé. L'expert doit décrire jusque dans les moindres détails, les excoriations, les plaies, les ecchymoses; il doit faire mention des lividités cadavériques qui n'offrent point comme les ecchymoses, de sang épanché dans les tissus sousjacens. On recherche ensuite s'il n'y a pas aux membres de fractures, de luxations, de lésions vasculaires; si les oreilles, le nez, la bouche ne contiennent pas de corps étrangers; si le cou ne présente ni excoriations, ni ecchymose.

Dans le cas où le cadavre appartient au sexe féminin, on examine les seins, on presse les mamelles pour voir s'il n'en découle point du lait ou un fluide laiteux; on observe la forme, le volume, la tension ou la souplesse et le degré de flaccidité de l'abdomen, les rides, les vergetures; on recherche s'il existe des traces d'accouchement , récent ou ancien. Quel que soit le sexe, l'examen des organes génitaux et de l'anus ne doit pas être négligé.

Ce n'est qu'après toutes ces recherches, que le corps peut être transporté dans un lieu plus convenable; l'expert doit lui-même présider à cette translation; il doit d'abord boucher toutes les ouvertures par lesquelles s'écouleraient des liquides ou des matières qu'il peut être utile d'analyser. Arrivé dans un lieu propice,

le médecin procède à l'autopsie avec
les précautions convenables, et en
ayant soin de noter tout ce qu'il
trouve de remarquable ; le point essentiel est d'explorer exactement le
trajet des blessures, et de ne jamais
faire d'ouvertures ni d'incisions inu-
tiles, de ne jamais causer de délabrement qui puisse empêcher ensuite de
reconnaître la lésion qui a donné la
mort.

*Précautions à prendre lorsque
l'examen est terminé.* Cette opération terminée, le médecin doit re-
mettre, autant que possible, toutes
les parties dans leur situation naturelle, fermer par quelques points de
suture toutes les incisions qu'il a
faites, laver et essuyer le corps, l'en-
velopper d'un drap qu'il coud, et sur
lequel l'autorité appose son sceau.
Dans cet état, le cadavre est déposé

dans un cercueil dont on confie également la garde à l'autorité.

Si pour faire des recherches ultérieures on a détaché du cadavre l'estomac ou quelque autre viscère, il faut le mettre dans un linge que l'on attache, ou dans un pot que l'on bouche bien, y apposer un sceau, et n'en confier le transport qu'à des personnes connues et sûres. S'il convenait de conserver une partie molle, il faudrait, après l'avoir lavée et nettoyée, la mettre dans un bocal que l'on remplirait d'alcool, et que l'on boucherait exactement.

DE L'EXAMEN DU CORPS EN PUTRÉFACTION.

Le genre de mort, l'action de la chaleur , de l'humidité atmosphérique , la nature du milieu dans lequel le cadavre a séjourné, influent

puissamment sur le développement
et les progrès de la putréfaction;
mais la tuméfaction d'un cadavre, la
couleur brune, noire ou verte de la
peau, et même un commencement de
ramollissement putride ne doivent
pas arrêter le médecin légiste ; le
chlorure de chaux lui donne le moyen
d'exercer sans danger son ministère.

Lors même que le médecin a trouvé dans l'une des trois cavités, une
cause suffisante de mort, il ne doit
jamais, sous quelque prétexte que ce
soit, s'en tenir à cette première dé-
couverte : peut-être l'examen de la
seconde ou de la troisième cavité lui
fournira-t-il des preuves plus con-
cluantes, ou fera-t-il naître des doutes utiles. L'examen juridique d'un
cadavre mutilé peut être encore utile,
puisque la mutilation peut être le résultat d'une combinaison criminelle.

Une autre question fort intéressante, c'est de constater si la blessure a été faite pendant la vie, si elle a été volontaire, accidentelle ou le résultat d'un meurtre. Les contusions et les ecchymoses sont toujours antérieures à la mort, car des coups violens appliqués sur un cadavre ne produiront point d'infiltration sanguine. La stase du sang dans les parties voisines de celles sur lequel repose le corps, aura peut-être déterminé des vergetures, des lividités cadavériques, mais jamais de véritables ecchymoses.

Si une blessure observée sur un cadavre présente un commencement de cicatrisation, de suppuration, ou seulement d'inflammation, il est évident qu'elle a été faite plus ou moins longtemps avant la mort. Si une blessure a été faite dans les derniers instans de la vie, ses bords sont plus ou moins rétractés et gonflés; la plaie est recouverte d'un caillot de sang épais et adhérent aux bords; il y a du sang infiltré dans le tissu cellulaire environnant.

Si une blessure n'a été faite que quelques heures après la mort, les lèvres de la plaie sont rétractées comme si la lésion avait eu lieu pendant la vie, mais elles sont pâles sans gonflement, sans aucune trace de caillot de sang adhérent à leur surface; il n'y a point de sang infiltré dans le tissu cellulaire environnant, à moins que l'instrument vulnérant n'ait divisé un tronc veineux considérable. Mais lorsque la blessure a été faite immédiatement après la mort, la distinction est d'une grande difficulté en général, cependant le caillot est prononcé.

On trouve souvent les linges teints de sang, les armes ensanglantées; lorsque l'homicide est récent, il ne saurait alors y avoir de doute; mais s'il est plus ou moins ancien, il est quelquefois bien important de constater que les taches observées sont réellement des taches de sang; dans ce but, on coupe le morceau de linge taché, et on le met tremper dans l'eau distillée; la matière colorante du sang se détache en stries rougeâtres, qui se ramassent au fond du vase. Au bout de quelques heures, il ne reste sur le morceau de linge que la fibrine du sang, molle, blanche, grisâtre ou rosée, s'enlevant facilement avec l'ongle. Lorsqu'on agite, avec un tube de verre, l'eau au fond de laquelle est la matière colorante, elle devient rougeâtre; cette eau verdit sans donner de précipité, par une petite quantité de chlore; elle précipite en blanc grisâtre par l'acide nitrique; l'infusion de noix de galle y détermine un précipité de la même nuance que celle du liquide, propriété qui ne présente aucune des substances capables de colorer l'eau comme le fait le sang. Si le linge avait été frotté ou lavé, on ne devrait pas moins séparer la matière colorante au moyen de l'eau distillée, et agir sur la dissolution comme nous venons de le dire (1).

Combustion spontanée. Il est hors de doute aujourd'hui que le corps se consume plus ou moins complètement sans être exposé à l'action du

---

(1) *Manuel complet de médecine légale*, par M. Sédillot. Nous avons souvent consulté cet auteur surtout pour ce qui était relatif à la chirurgie.

calorique. Ce phénomène, auquel
on a donné le nom de combustion
spontanée, a presque toujours lieu
chez des personnes âgées, surchargées
de graisse ou très-maigres, qui fai-
saient usage de liqueurs fortes. On
aperçoit une flamme bleuâtre, légère,
qui donne lieu aux mêmes douleurs
que la brûlure. Le tronc est d'abord
attaqué, il ne reste des parties brûlées
qu'un charbon noir et friable, et une
petite quantité de cendres ou dépôt
gras et infect. L'extrémité d'un membre, la tête sont souvent intactes.

Mort par inanition. Le corps, dans
ce genre de mort, est émacié, les yeux
rouges et ouverts, la muqueuse buccale sèche; le corps se décompose rapidement, les intestins présentent un
état de vacuité constant dans leur
portion supérieure (intestins grêles);
la vésicule biliaire est pleine, et co-

lore par transsudation toutes les parties voisines ; l'estomac est contracté
et enflammé, tous les vaisseaux vides
de sang.

Chapitre quatrième.

Du Mariage.

Les questions de médecine légale auxquelles le mariage donne lieu, peuvent se réduire à trois : l'opposition au mariage, les cas de nullité, la séparation de corps.

Motifs d'opposition. La loi ne reconnaît qu'un cas qui puisse réclamer l'intervention du médecin, c'est celui où il y a absence de raison; car c'est ainsi qu'on doit entendre le mot démence. Mais ses conseils peuvent encore être très-utiles lorsqu'il y a des altérations physiques, comme l'étroitesse du bassin (2 pouces et demi à 3 pouces), lorsqu'il existe des signes certains d'épilepsie essentielle, de phthisie pulmonaire, de carie des vertèbres, d'anévrisme du cœur et des gros vaiseaux; dans de pareilles circonstances, il y aurait non-seulement danger pour l'individu, mais encore pour ses enfans.

Cas de nullité. L'homme de l'art peut être appelé à décider s'il y a erreur dans la personne, c'est-à-dire si l'un des époux est impuissant ou s'il appartient à un sexe contraire à celui dont il avait cru faire partie. — L'impuissance n'étant que l'impossibilité physique d'exercer l'acte de la génération, il est évident qu'elle diffère de la stérilité. Examinons cette cause dans les deux sexes.

Les causes qui entraînent nécessairement et manifestement l'impuissance chez l'homme, sont l'absence de la verge ou celle des testicules, et l'imperfection du premier de ces organes, qui accompagne toujours l'extrophie ou l'extroversion (renversement en dehors) de la vessie. L'absence de la verge doit être complète ; quant à celle des testicules, il ne faut pas perdre de vue que ces organes peuvent être restés dans l'abdomen. Les individus qui offrent cette disposition sont en général plus ardens. Lorsqu'il y a atrophie (amaigrissement, desséchement par défaut de nourriture), les signes de la virilité manquent. Si les testicules ont été enlevés avant ou après l'âge adulte, l'on trouve toujours une cicatrice au scrotum (peau des bourses); mais lorsque la castration a eu lieu dans le jeune âge, les individus tendent à se rapprocher des formes de l'autre sexe. Dans le renversement en dehors de la vessie, il y a absence de la paroi intérieure. On aperçoit les deux orifices des uretères (canaux qui conduisent l'urine des reins à la vessie) qui versent l'urine au-dehors, l'orifice uréthral (canal situé sous la verge, et par lequel les urines sont rendues) étant oblitéré.

Les autres causes que l'on regarde comme douteuses, sont : l'hypospadias et l'épispadias (ouvertures de l'urèthre en dessous ou en dessus), les vices de conformation, tels que l'imperfection de l'urètre, la bifurcation, la direction et le volume anormaux de la verge, les rétrécissemens de l'urèthre, le phymosis et le paraphymosis (resserrement du prépuce en avant ou en arrière du gland), le sarcocèle (cancer du testicule), l'hydrocèle (hydropisie des bourses), les hernies

scrotales (descente de l'intestin, etc.,
dans les bourses), certains fongus hé-
matodes des bourses (tumeur spongieuse gorgée de sang). On doit encore
ranger parmi les causes physiques
cachées d'impuissance, certains vices
organiques des parties génitales qu'il
est impossible d'apprécier, et l'absence d'énergie nerveuse , soit générale, soit locale.

Parmi les causes certaines de l'impuissance chez la femme, il faut
ranger l'absence du vagin (canal qui
aboutit de la matrice à l'extérieur) ou
de l'utérus, l'oblitération complète
du conduit vaginal, à moins qu'il ne
communique avec la paroi intérieure
de l'abdomen, ou avec le rectum. Un
resserrement excessif peut encore être
regardé comme une cause réelle, si
l'art ne peut y remédier. Quant à la
chute de la matrice, au renversement

du vagin, aux flueurs blanches, aux règles immodérées, à l'état carcinomateux (cancéreux) de la matrice, ils peuvent ne pas empêcher la conception. — La conclusion de ce qui précède est qu'un individu est impuissant, lorsqu'il existe des causes appréciables d'impuissance absolue et irrémédiable, et que la stérilité n'est certaine que lorsqu'il y a impuissance irrémédiable.

L'hermaphrodisme a encore été considéré comme un cas de nullité. Si l'on entend par hermaphrodisme la réunion des organes des deux sexes chez un même individu, avec aptitude d'action, il est certain qu'il n'en existe pas d'exemple dans l'espèce humaine; mais on a des observations de l'existence de quelques organes appartenant à des sexes différens. On reconnaît aujourd'hui trois espèces d'hermaphrodisme : l'hermaphrodisme apparent chez l'homme, l'hermaphrodisme apparent chez la femme, l'hermaphrodisme neutre. Les erreurs dans les deux premières espèces, viennent souvent de ce que, dans l'ouverture en dessous de la verge, la peau des bourses, divisée sur la ligne médiane, simule l'entrée du vagin, et que l'absence des testicules restés dans l'abdomen ou cachés dans les replis de la division augmente encore l'analogie. — Chez la femme, il arrive quelquefois que le clitoris (petite verge à la partie supérieure de la vulve) a des dimensions excessives, en même temps que la vulve (orifice extérieur du vagin) est fermée par une membrane plus ou moins épaisse; mais il y a ordinairement dans ce cas des formes viriles. L'utérus faisant saillie dans le

vagin, peut aussi être pris pour un
véritable pénis. Enfin il peut exister
des cas de vices de conformation dans
lesquels les individus réunissent plusieurs des organes génitaux appartenant aux deux sexes. Il résulte de ces
faits que, dans les cas douteux, on
doit s'aider de tous les moyens d'in-
vestigation possibles, tels que l'emploi de la sonde, l'existence du flux
menstruel, la considération des
formes extérieures, les habitudes.

SÉPARATION DE CORPS.

L'adultère étant le seul cas qui
puisse faire admettre la séparation,
pour le prouver, il faudra constater
l'impuissance accidentelle du mari
à l'époque de la conception, l'âge de
l'enfant, lorsque le mari a été absent,
enfin l'existence de la syphilis chez
la femme, tandis que l'époux n'en

est pas atteint. Il a déjà été question
de la première des causes, la seconde
sera traitée au chapitre des âges;
quant à la troisième, elle demande
l'attention la plus scrupuleuse, puisqu'il est souvent difficile d'être d'accord sur les symptômes propres et
pathognomoniques (distinctifs) de la
maladie vénérienne, qui peut être héréditaire et contractée sans qu'il y ait
rapprochement des sexes. On ne peut
admettre comme cas de séparation,
l'ozène, les polypes du vagin et de
l'utérus, etc.

DE LA GROSSESSE.

A mesure que nous avançons dans
l'étude de la médecine légale, nous
sentons de plus en plus l'utilité des
connaissances médicales. C'est ainsi,
par exemple, que dans la question
qui va nous occuper, nous trouverons

certains articles des codes civil et
pénal rédigés de telle sorte que les
femmes auront un intérêt à simuler
la grossesse dans quelques cas, et à la
dissimuler dans d'autres. De là la
nécessité de tracer aussi convenablement que possible les divers signes
de la grossesse.

On appelle grossesse le phénomène
physiologique de la reproduction.

SIGNES DE LA GROSSESSE.

Plusieurs états morbides peuvent
simuler ce phénomène naturel : tels
sont les môles, les polypes, les corps
fibreux (productions charnues), diverses sortes d'hydropisies, la tympa-
nite (gonflement gazeux) et ce qu'on
nomme la grossesse nerveuse ; en outre la grossesse peut-être utérine ou
extra-utérine (dans la matrice ou

hors la matrice); elle peut être simple, compliquée ou composée.

Les signes de la *grossesse utérine* ou *ordinaire* sont *présumables, vraisemblables, caractéristiques*. Parmi les *premiers* on compte les nausées, les appétits dépravés, les goûts bizarres, la cessation de l'écoulement périodique, le développement des mamelles, l'augmentation de leur sensibilité, le gonflement de leurs veines. Les *signes vraisemblables* sont les changemens appréciables de volume qu'éprouve la matrice depuis le troisième mois où elle atteint la hauteur du pubis, jusqu'au neuvième mois où elle se trouve dans la région épigastrique.

Enfin les signes *caractéristiques* sont les mouvemens actifs du fœtus, le ballottement et les bruits fournis par l'enfant et le placenta, les premiers doubles et les seconds simples.

GROSSESSE COMPLIQUÉE.

La grossesse est compliquée, lorsque par exemple une femme enceinte est en même temps affectée d'une hydropisie utérine de la matrice. Enfin il peut arriver dans des conditions qui ne sont pas encore parfaitement connues, que le germe reste hors de la matrice dans le ventre ou dans le tissu même de la matrice. Tous ces cas ne peuvent être reconnus que par l'accouchement ou par l'autopsie (ouverture).

FAUSSES GROSSESSES.

Au premier rang, il faut placer la *grossesse apparente nerveuse* ; la femme éprouve tous les accidens de la grossesse, le ventre prend du développement, elle croit même sentir les

mouvemens du fœtus ; et cependant
tout cet ensemble de symptômes peut
se dissiper tout à coup et sans causes
connues. La présence d'un môle dans
l'utérus peut en imposer pour une
grossesse ; il en est de même des hydatides (ver vésiculaire). On distingue les môles en vraies ou en fausses.
Les vraies présentent toujours les
restes d'une conception incomplète,
nous en parlerons à l'article avortement. Les fausses môles comprennent
tous les corps étrangers renfermés
dans l'utérus ; mais il faut restreindre
cette dénomination aux concrétions
sanguines. Quant au développement
des masses d'hydatides, dit M. Désormeaux, il est le plus souvent sinon
toujours la suite de la conception.

Voici du reste les conclusions auxquelles peuvent conduire la connaissance des signes de la grossesse :

depuis le moment de la conception jusqu'à la fin du deuxième mois, il n'existe aucun signe qui permette d'affirmer que la femme est enceinte. Les probabilités deviennent plus grandes, dans le troisième mois, à l'aide du toucher répété et de l'examen du volume de l'organe. Il y a assez grandes probabilités dans le quatrième mois, en faveur de la grossesse, surtout quand on a touché et examiné la femme à différentes reprises. Pendant le cinquième mois, on pourra affirmer que la grossesse existe, si l'on a pu déterminer le ballottement, et si l'on a senti distinctement les battemens du cœur du fœtus, en appliquant l'oreille sur l'abdomen de la femme, ou mieux encore en se servant du stéthoscope.

Si les caractères fournis par l'oreille ou le cylindre dans le sixième mois n'étaient pas sensibles, on tien-

drait pour base ce qui a été dit sur
les signes du cinquième mois; d'autant plus qu'alors le fond de l'utérus
est plus haut, les mouvemens actifs
du fœtus plus prononcée, et le ballottement plus facile à saisir.

Pendant les trois derniers mois, la
situation de la tête et de la matrice,
l'état du col et des membranes four-
nissent de très grandes probabilités;
mais ils ne s'élèvent à la certitude
qu'autant qu'ils sont unis avec les
mouvemens actifs, le ballottement
et les battemens du cœur du fœtus.

Quant à ce qui concerne la grossesse utérine compliquée, la grossesse
extra-utérine et les divers états contre nature qui peuvent faire croire
que la femme est enceinte, on ne
peut recommander trop de circonspection aux médecins qui rédigent
les rapports.

SUPERFÉTATION.

Peut-il arriver qu'une femme actuellement enceinte conçoive une seconde fois? M. Orfila dit que le médecin doit admettre la possibilité de la superfétation, mais qu'il doit se souvenir que dans beaucoup de cas il est extrêmement difficile d'établir qu'elle a eu lieu, les enfans sus-conçus pouvant être confondus avec les avortons ou avec les jumeaux. Dans le cas d'utérus simple, il est difficile de concevoir la superfétation ; il n'en est plus ainsi lorsque la matrice est double. Les questions auxquelles la superfétation peut donner lieu se réduisent la plupart du temps à des questions de viabilité légale. Le médecin a seulement alors à déterminer d'après le degré du développement du fœtus, s'il a au moins 180 jours ;

nous en traiterons en parlant de la viabilité.

A QUEL AGE APPARTIENT LA FACULTÉ DE CONCEVOIR?

En France, la faculté d'être mère s'étend ordinairement depuis 15 jusqu'à 45 ans, mais il faut tenir compte des différences individuelles, de celles qui dépendent du climat, du genre de vie, de l'alimentation, des circonstances, etc. La menstruation est en général le plus sûr garant de la faculté de concevoir; on a cependant vu des femmes devenir mères sans avoir jamais été réglées.

LA GROSSESSE DÉTERMINE-T-ELLE DES ACTES IRRÉSISTIBLES?

On ne saurait disimuler que si le seul fait de la grossesse assurait l'impunité, il en résulterait de biens intolérables abus ; mais il est incontestable qu'il faut admettre dans quelque cas la possibilité et même la réalité d'un trouble de l'imagination. L'expression *d'envie de femme grosse* est devenue proverbiale. En thèse générale le médecin doit reconnaître la possibilité des ces penchans irrésistibles déterminés par la grossesse, mais il doit laisser aux tribunaux le soin de tirer de la moralité de l'accusée et de toutes les circonstances de la cause de plus amples renseignemens.

UNE FEMME PEUT-ELLE IGNORER CONSTAMMENT SA GROSSESSE ?

Oui, cette ignorance est possible dans des cas d'idiotisme, d'ivresse, de narcotisme, de léthargie. Elle peut aussi exister chez une fille très simple. L'on comprend très-bien que dès le moment où une femme ne soupçonne pas la grossesse, elle l'ignore jusqu'au dernier moment surtout si elle est primipare.

ACCOUCHEMENT.

Pour résoudre les questions sur l'accouchement que l'on peut proposer au praticien, il faut qu'il sache : 1^0 à quels signes on peut reconnaître que l'accouchement a eu lieu; $2^°$ combien de temps durent les traces d'un accouchement; $3^°$ et s'il est possible qu'une femme accouche sans le savoir.

SIGNES DE L'ACCOUCHEMENT.

Il faut les distinguer en récens et en anciens. Dans les premiers jours qui suivent l'accouchement, les grandes et les petites lèvres sont très-dilatées, rouges, tuméfiées et même enflammées; la fourchette (partie postérieure de la vulve) est souvent déchirée; l'orifice de la matrice, très-dilaté et mou, permet d'introduire un ou deux doigts jusque dans la cavité de cet organe; les lè-vres, et surtout la postérieure, sont plus longues et plus épaisses qu'avant la grossesse; elles sont plus écartées et souvent échancrées. La matrice elle-même est plus volumineuse. Ces signes sont assurément ceux qui méritent le plus de confiance; mais ils peuvent dans quelques cas être déterminés par l'expulsion d'un faux germe, ou de toute autre production pathologique, par la présence d'un faux germe, etc. Disons cependant que le plus souvent ces substances ne font qu'effleurer les organes de la génération, sans en changer la forme ni le volume.

On regarde encore comme indices ordinaires de l'accouchement récent, le volume et la flaccidité du ventre, ses éraillures entre croisées, enfin une

ligne brunâtre qui s'élève du pubis
jusque vers l'ombilic; cependant ils
peuvent être le résultat d'une grossesse ancienne, d'une hydropisie asci-
te, etc. La présence du placenta (déli-
vre) fournit une preuve décisive de
l'accouchement. On doit également ac-
corder beaucoup d'attention aux écoulemens de la vulve, à l'apparition
de la fièvre de lait, à celle de la
sécrétion de ce fluide. Si la déli-
vrance a eu lieu, tout écoulement
est suspendu ; mais bientôt apparaissent les lochies, d'abord couleur
de sang, dont la couleur s'affai-
blit , pour prendre une teinte
roussâtre, à la fin du second jour.
C'est ordinairement alors que s'établit la fièvre de lait, qui manque
chez quelques femmes ; lorsque les
seins sont tuméfiés , ils forment
une humeur séreuse . qui pré-

cède la formation du véritable lait ;
à cette époque cesse la fièvre , et
les lochies reparaissent pour con-
tinuer un mois, six semaines ; elles
exhalent une odeur fade , caractéristique que certains auteurs ont
nommée *gravis odor pueperii ;* de
sanguinolentes, elles deviennent, du
quatrième au cinquième jour, lai-
teuses ou purulentes, et il est quelquefois fort difficile de les distinguer
des flueurs blanches. Il faut aussi re-
marquer que les lochies peuvent
manquer ou être supprimées dans
leur marche ordinaire.

Après avoir ainsi examiné les principaux phénomènes qui suivent l'accouchement. On peut établir 1° que
l'ensemble seul de signes mentionnés
permet de conclure que l'accouchement est récent ; 2° qu'il est beaucoup
plus facile de constater ce fait lors-

que la femme est mère pour la première fois et que le fœtus est presque
à terme, ou à terme; 3° que le diagnostic va en diminuant de certitude
à mesure que l'on s'éloigne de l'instant de l'accouchement; 4° enfin que
l'homme de l'art doit s'enquérir de
tous les antécédens.

Les signes anciens sont toujours la
suite des signes récens, et consistent
dans des cicatrices ou rides de l'abdomen, de la vulve, du col utérin,
dont les lèvres ne sont plus lisses et
polies. Mais ces caractères peuvent
seulement faire présumer que l'accouchement, a eu lieu; leur absence
au contraire sert à établir que la
femme n'est jamais accouchée.

COMBIEN DE TEMPS DURENT LES TRACES D'UN ACCOUCHEMENT?

Telle est la question qui succède

aux signes de l'accouchement. On admet généralement cette possibilité pendant les dix premiers jours ; mais il est impossible des tracer de limites aussi déterminées. Cependant les lochies, la sécrétion du lait, sans être des preuves absolument positives établissent de fortes présomptions.

UNE FEMME PEUT-ELLE ACCOUCHER A SON INSU ?

Des faits nombreux démontrent la vérité de ce fait, si la femmes est idiote, iyre, ou sous l'influence de poisons stupéfians énergiques ; l'apoplexie, le délire, la syncope peuvent encore empêcher la mère de conserver le souvenir de l'accouchement.

Nous ne dirons qu'un mot des naissances tardives, c'est que la loi a établi que la légitimité de l'enfant né trois cents jours après la dissolution du mariage pourra être contestée.

Chapitre cinquième.

De l'Avortement.

On entend par avortement l'expulsion prématurée du fœtus, déterminée ou non par l'emploi de *moyens* volontaires connus sous le nom *d'abortifs* (provoquant l'avortement). Les questions médico-légales auxquelles cette question peut donner lieu, sont les suivantes : Y a-t-il eu avortement? L'avortement a-t-il été provoqué?

Pour résoudre la première demande; il faut examiner la femme et le produit expulsé; tout ce qui a été dit précédemment des signes de l'accouchement récent est ici très-applicable. Lorsque les changemens éprouvés par l'appareil génital ne peuvent éclairer, il faut interroger toutes les preuves secondaires. L'hémorragie utérine qui se continue quelquefois long-temps après que le placenta a été blessé ou décollé, les écoulemens fétides par la vulve, si l'utérus ne s'est pas complètement débarrassé, les plaies, les déchiremens de quelques points de l'appareil génital, s'il y a eu violence, sont des signes qui méritent de fixer l'attention. Si la femme a succombé, on peut trouver dans la matrice des traces de blessures ou des débris d'arrière-faix; mais si rien ne peut faire soupçonner l'avortement, on doit avouer l'insuffisance des preuves médicales.

La plus grande attention est néces-

saire dans l'examen des produits ex-
pulsés, parce qu'on pourrait confondre dans ce cas un embryon encore
fort jeune avec une concrétion sanguine, ou quelque autre corps pathologique développé dans l'utérus.

On doit avoir soin de mettre le
produit dans un vase plein d'eau, et
d'y projeter à plusieurs reprises de
l'eau à l'aide d'une petite seringue,
pour en détacher le sang qui le colore;
on voit ensuite d'après ces caractères,
à quelle époque il appartient.

Jusqu'au quatrième mois, il peut
arriver que le fœtus sorte enveloppé de
toutes ses membranes; alors la poche
qui le renferme est de la grosseur d'un
œuf de poule, comme spongieuse et
garnie d'un duvet très-épais extérieu-
rement; elle est composée de deux
membranes, l'une extérieure est le
chorion; l'autre, interne, mince et

transparente, renfermant les eaux et le corps du fœtus, est l'amnios. Comme ces membranes sont d'autant moins adhérentes que la grossesse est plus avancée, elles se séparent ordinairement après les deux premiers mois, et la femme ne rend alors qu'une espèce d'œuf membraneux sur lequel on ne voit aucune trace de tomentum : la membrane chorion sort plus tard, souvent recouverte d'une couche de sang, ce qui pourrait faire prendre l'œuf pour un caillot de ce liquide ; c'est sur un des points du chorion que se développe le placenta, qui semble une masse charnue, tuberculeuse et sanglante, d'autant plus considérable que le fœtus est plus âgé ; celui-ci nage dans les eaux que renferme l'œuf, et n'est pas tout-à-fait placé au centre ; c'est en examinant et en notant les différens caractères de

poids, de volume, de développement,
que l'on parvient à fixer son âge
d'une manière assez précise. (Article
âge.) Dans d'autres cas où les membranes ont été rompues dans les premiers
mois, le fœtus et le placenta restent
dans l'utérus, et ne sortent que dé-
composés, sous forme d'un liquide
sanieux ou fétide. Quelquefois le fœtus quoique mort à une époque assez
avancée de sa vie, reste renfermé dans
l'utérus jusqu'au neuvième mois, et
alors il a éprouvé un ramollissement
général; l'épiderme est blanchâtre,
épaissi, et s'enlève à la moindre pression ; le tissu cellulaire est infiltré ; les
organes comme diffluens. On a vu
ainsi des fœtus se dessécher après l'é-
coulement des eaux, et subir la trans-
formation connue sous le nom de
gras. (*Voyez* putréfaction.)

L'AVORTEMENT A-T-IL ÉTÉ PROVOQUÉ?

Il ne suffit pas de constater que l'avortement a eu lieu, il faut prouver qu'il a été provoqué, distinction souvent difficile, parce que l'on possède une foule d'exemples, de causes qui le déterminent sans qu'on puisse les considérer comme nécessairement abortives. On regarde comme moyen de procurer l'avortement, la saignée, les émétiques, les purgatifs et les emménagoges; mais tous ces moyens ont si fréquemment échoué dans de pareilles tentatives, qu'on ne peut dire qu'il existe de médicament réellement abortif; peut-être cependant faut-il faire une exception pour le seigle ergoté. Il n'en est plus ainsi des agens mécaniques, tels que la dilatation forcée du col utérin, et l'action directe d'un instrument pour déchirer les membranes, ou percer le nouvel être; ceux-ci produisent l'avortement, mais laissent des traces après eux. Nous avons vu il y a deux ans, dans un grand hôpital de Paris, une jeune fille qui avait succombé à une métro-péritonite. Il existait à la partie supérieure de la matrice une petite plaie triangulaire de la grosseur d'une tête d'épingle à friser.

Après avoir constaté qu'il y a eu avortement, le médecin doit rechercher s'il ne doit pas l'attribuer à une cause individuelle ou hygiénique; si la grossesse était encore récente, si quelque indisposition étrangère à la grossesse n'a pas pu engager la femme à faire usage de vomitifs ou de purgatifs, sans qu'on doive lui supposer une intention criminelle.

L'homme de l'art doit s'occuper de constater si la femme a caché sa grossesse, si elle s'est procuré des drogues réputées abortives, si elle s'est appliqué des sangsues ou fait faire des saignées; si se portant bien, elle a fait des dispositions qui indiquent qu'elle s'attendait à être momentanément alitée. Quelquefois aussi on découvrira sur le corps de l'avorton des traces de l'instrument qui lui aura donné la mort; ou si la femme a succombé, on trouvera au col ou à l'utérus, des blessures qui ne laisseront pas le moindre doute.

Chapitre sixième.

De la Viabilité.

La durée ordinaire de la grossesse est de neuf mois, ou d'environ deux cent soixante-quatorze jours ; mais des faits bien avérés établissent la possibilité des naissances précoces, et des faits bien plus nombreux encore prouvent celle des naissances tardives. Les questions qui peuvent être soumises au médecin sur ce sujet exigent donc que l'on connaisse les signes de la viabilité, des naissances précoces, des lésions incompatibles avec la vie, ou l'histoire des monstres.

On confond souvent le fœtus à terme avec le fœtus né viable. Pour éviter cette erreur, nous allons donner les caractères propres à chacun de ces cas.

SIGNES DU FOETUS A TERME.

L'enfant présente les caractères suivans : sa longueur, prise du sommet de la tête aux talons, est de seize à dix-huit pouces ; son poids varie ordinairement entre cinq, six et sept livres, l'insertion de l'ombilic répond un peu au-dessous de la moitié de la longueur totale du corps ; le centre du cartilage qui forme l'extrémité inférieure du fémur présente un point osseux pisiforme.

SIGNES DE FOETUS NÉ VIABLE.

Aux signes précédens, il faut joindre les suivans : l'enfant pousse des cris

forts; il exécute facilement des mouvemens étendus; il saisit bien le mamelon ou suce le doigt qu'on introduit
dans sa bouche; il rend aisément
l'urine et le méconium; les os du
crâne sont solides et peu écartés, les
fontanelles peu évasées, les cheveux,
les poils, les ongles bien formés, la
tête et les membres bien proportion-
nés.

La viabilité sera, au contraire,
d'autant plus douteuse que ces
caractères physiques seront moins
prononcés et que les fonctions s'exer-
ceront avec plus de difficulté. En
général, on doit considérer comme
non viable tout enfant qui présente
des conditions entièrement opposées
à celles que nous venons de signaler,
et l'on doit se guider, pour porter
son jugement, sur les divers états
d'organisation qui correspondent à

telle ou telle époque de la conception. (Voir le mot âge.)

Si le médecin était appelé pour juger si un enfant mort était né viable, il devrait s'attacher à reconnaître qu'il est né vivant ; constater l'état, les proportions, les rapports des organes extérieurs et le développement des organes intérieurs.

DES MONSTRUOSITÉS.

Tout individu qui s'écarte des lois ordinaires de l'organisation propre à l'espèce, est un individu monstrueux. —M. Breschet rapporte ces altérations à quatre ordres qu'il désigne ainsi : *Agénèses* (diminution de force formatrice), comprenant *l'acéphalie*, *l'anencéphalie* (absence de toute la tête, d'une partie plus ou moins complète du cerveau et de la partie supérieure du crâne). On a vu les os du crâne bien développés, quoiqu'il y eût anencéphalie, et comme les moelles alongée et rachidienne (épine du dos) étaient intactes, l'enfant donna tous les signes de la vie pendant plusieurs jours. Dans ce genre, se rangent encore *l'hydrocéphalie congénitale* (tête pleine d'eau), lorsque l'encéphale (cerveau) est imparfaitement développé ; *l'absence* ou *l'imperfection de la face*, accompagnée d'une altération plus ou moins grande des os du crâne ; le cerveau n'existe point dans ce genre de monstruosité. L'absence de l'œsophage, de l'estomac, du foie, du cœur, des poumons, est toujours mortelle. Quoique l'hydrorachis ou spinabifida (ouverture des os de la colonne) entraîne ordinairement la mort en peu de jours, cependant lorsque la tumeur est peu développée et que l'on use de toutes les précautions convenables, ce défaut d'organisation n'est point incompatible avec la vie.

L'*hypergénésie* ou l'augmentation de la force formatrice qui produit les géans, les doigts surnuméraires, un plus grand nombre de côtes ou de vertèbres, n'apporte pas d'obstacle à la persistance de la vie. La *diplogénésie* (déviation organique avec réunion des organes) n'est point un empêchement à l'existence. Tout le monde connaît l'histoire d'Hélène et de Judith qui, réunies par la partie inférieure de la région lombaire, vécurent vingt et un ans. — Enfin l'*hétérogénésie* (déviation organique, avec qualités étrangères du produit de la géneration) comprend les *fœtus extra-utérins*, l'issue du cœur à travers les parois thoraciques, *l'état rudi-*

mentaire des poumons, etc. Les autres anomalies de cette classe ne
sont pas susceptibles d'entraîner la
mort.

EXPOSITION, SUPPRESSION, SUPPOSITION ET SUBSTITUTION DE PART.

Il ne suffit pas qu'il y ait eu exposition, il faut qu'il y ait eu aussi dé-
laissement. Ainsi la loi ne poursui-
vrait pas la fille qui aurait eu soin
de veiller sur son fruit jusqu'à ce qu'il
eût été recueilli par des mains chari-
tables. Il faut encore que l'enfant soit
né vivant et viable. Il y a suppression
de part lorsque l'enfant est soustrait
et caché immédiatement après sa
naissance, et se trouve ainsi privé,
non pas de la vie, mais de son état
civil. — Dans le cas de suppression,
comme dans celui d'exposition de
part, le médecin a souvent à consta-

ter si la femme que l'on soupçonne est réellement accouchée, et depuis combien de temps; si l'enfant qu'on lui attribue est né vivant et viable, et si son âge coïncide bien avec l'époque présumée de l'accouchement.

Quelquefois, pour obtenir l'accomplissement d'une promesse de mariage ou frustrer des héritiers collatéraux d'une succession, une femme feint d'être enceinte. La supposition peut être facilement constatée si la femme qui doit être accouchée n'a jamais eu d'enfans; mais la vérité est quelquefois couverte d'un voile impénétrable, si l'accouchement n'est pas récent et si d'ailleurs la femme a été mère précédemment. Même difficulté de constater la substitution de part. Il n'y a possibilité de le faire que dans deux cas: 1° si la femme étant récemment accouchée, on reconnaissait, par l'exámen de l'enfant et surtout du cordon ombilical, que sa naissance n'est pas aussi récente; 2° si, au contraire, la femme ne présentant plus les signes d'un accouchement tout récent, l'état du cordon et les autres signes indiquaient qu'il vient de naître.

Dans ces divers états, ce qu'il importe de constater, c'est l'accouchement de la femme, et l'identité de l'enfant.

Chapitre septième.

De l'Infanticide.

La fréquence des infanticides et les lumières dont le médecin peut dans ce cas éclairer la justice, rendent fort importans tous les détails dans lesquels nous allons entrer. Pour qu'une accusation d'infanticide puisse être intentée, il faut que l'enfant soit représenté, qu'il soit reconnu qu'il était à terme ou viable, et que sa mort n'a pas été la suite de causes naturelles, mais qu'elle a été occasionnée par le défaut de secours nécessaires, ou par des violences directes. Il faut aussi

que l'on ait des preuves de la grossesse et de l'accouchement de la
femme qui est accusée ; ces dernières
questions ayant été traitées, nous n'y
reviendrons pas. Le médecin légiste
est donc appelé à décider si l'enfant
était à terme ou viable ; s'il est mort
né, si la mort alors a eu lieu pendant
ou avant l'accouchement ; enfin, s'il
a vécu, et dans tous les cas, si la
mort a été accidentelle ou volontaire.

En parlant de la viabilité, nous
avons résolu la question de l'enfant à
terme ou viable ; pour celle des âges,
nous renvoyons à la fin de ce livre.

Nous allons donc rechercher si *le'n-
fant est mort-né*. On doit d'abord s'assurer si la mort de l'enfant a précédé
l'accouchement. L'on peut résoudre
cette difficulté par des preuves tirées
de l'examen de l'enfant, et par d'au-

tres toutes relatives à la mère. Dans
ces dernières, on range le ballottement dans l'abdomen d'un corps
inerte et passif, qui tombe et pèse sur
les points les plus déclives, de sorte
que la vessie, ou le rectum, ou les
côtés du ventre le supportent selon
la position de la femme; la cessation
des mouvemens du fœtus, l'issue du
méconium : ces signes ne sont pas
à l'abri des objections. Ceux que
l'on tire de l'inspection de l'enfant
sont moins incertains: s'il y a putréfaction et séparation du cuir chevelu;
si l'épiderme se détache facilement;
si les chairs sont molles et pâteuses
sans élasticité, il reste prouvé que la
mort est arrivée depuis quelque temps;
mais ces altérations n'en sont pas
toujours le résultat, et le fœtus peut
avoir éprouvé d'autres transforma-
tions. Lorsque la mort a eu lieu peu

de temps avant l'accouchement ; elle
n'est indiquée par aucune altération
extérieure , mais l'enfant n'a pas respiré. Il résulte de ce qui précède qu'aucun cas de signes mentionnés, excepté
l'état de putréfaction bien constaté, pris
isolément, n'est suffisant pour établir
la mort du fœtus dans l'utérus, mais
que leur ensemble peut faire naître
de grandes probabilités pour la mort.

L'ENFANT A-T-IL VÉCU ?

La meilleure réponse que l'on puisse
faire à cette question, c'est de prouver
qu'il a respiré complètement. La docimasie pulmonaire, ou l'examen des
poumons, est le moyen le plus capable d'éclaircir ce point. Avant la respiration, les poumons compactes, ordinairement d'un rouge brun, et comme
flétris, sont situés en arrière du thorax.
Si on les place dans un vase rempli

d'eau, unis au cœur ou séparés, entiers
ou coupés en morceaux, on les voit
se précipiter tout à coup au fond, comme le feraient des portions de foie ou
de reins; tandis qu'après la respiration
ils remplissent la capacité de la poitrine; le péricarde est souvent en
partie couvert par le bord gauche du
poumon droit, dont le développement est plus rapide, en raison de la
brièveté et de la largeur de sa bron-
che; la surface pulmonaire est rosée,
et si l'on comprime entre les doigts
une portion de ces viscères, on voit
se former des plaques emphyséma-
teuses qui dépendent de la rupture
des vésicules bronchiques; pressés ou
incisés, ils font entendre un bruit
particulier, semblable à une feuille
de parchemin qu'on froisse entre les
doigts, et que l'on nomme crépitation. L'observation apprend que

ces changemens ne surviennent pas
constamment dès les premières heures
de la vie, quelquefois les poumons
ne donnent accès à l'air que sur leurs
bords ou dans quelques-uns de leurs
lobules, et la respiration ne devient
complète que le deuxième ou le troisième jour; dans cet état, ils surnagent, quelle que soit la pression à laquelle on les soumette. Pour constater le poids spécifique des poumons,
on prend un vase gradué, de la profondeur d'un pied environ, rempli
d'eau pure, à une température
moyenne dont on s'assure par le thermomètre; on fait en même temps la
ligature des gros troncs vasculaires
que l'on détache du cœur, et l'on enlève cet organe avec les poumons,
en coupant les conduits aériens près
de leur insertion. Si la masse entraînée par le cœur ne surnage pas par-

faitement, on l'enlève et l'on continue l'expérience sur les poumons seuls. On observe s'il y a des différences entre le gauche et le droit, et l'on en tient compte. Enfin on les détache et l'on coupe séparément chaque portion pour déterminer si tout l'organe a pris part à l'acte de la respiration, et dans le cas où ce ne serait pas, quelles sont les parties qui lui sont restées étrangères. Dès qu'il est prouvé que les poumons surnagent, et que le rapport du poids à celui du corps est au-dessus de un à soixante dix, on juge que l'enfant est venu au monde vivant, et qu'il a respiré. Considérées d'une manière générale, ces conclusions sont exactes; mais il est de nombreuses exceptions qu'il est indispensable de signaler.

Il peut arriver par le fait de la respiration, que les poumons devien-

nent plus légers que l'eau sans que
l'enfant soit venu au monde : on possède des observations incontestables
de fœtus qui ont respiré et jeté des
cris, lorsque la tête avait seule fran-
chi le passage. On a vu les poumons
surnager par l'effet d'une autre cause
que la respiration. Des assistans, pour
ranimer un enfant qui vient de naître, lui soufflent de l'air dans la
bouche, et l'on pourrait par un motif criminel insuffler mécaniquement
les poumons d'un enfant qui n'aurait pas vécu. Il importe donc de
déterminer les moyens de distinguer l'insuflation de la respiration.
Dans le premier on dilate le poumon, on le rend crépitant, il devient d'une couleur rosée, la voussure
du thorax a lieu, et le poumon droit
se dilate comme le gauche. Après
avoir été soumis à une forte com-

pression ces viscères surnagent ; mais ils sont plus légers qu'ils ne le seraient à la suite de la respiration naturelle, parce qu'ils contiennent moins de sang. Dans le cas de respiration , les artères et les veines pulmonaires contiennent une plus grande quantité de sang que lorsqu'ils ont été insuflés. Une seconde cause qui pourrait faire surnager les poumons serait la putréfaction ; mais il suffit alors de les presser entre les doigts pour dégager les gaz produits. Ils n'offrent plus de crépitation à l'incision ; enfin l'odeur et l'état de ces organes ne peuvent manquer d'éveiller l'attention sur ces phénomènes. L'emphysème par contusion des poumons peut rendre certaines parties de cet organe assez légères pour les faire rester à la surface de l'eau. On distinguera facilement que la surnatation est due à l'emphysème

18

en soumettant les parties qui sont
plus légères aux épreuves indiquées à
l'occasion de la putréfaction.

Les poumons ne sont pas toujours
crépitans et susceptibles de surnager,
quoique la respiration ait eu lieu.
Ainsi chez les enfans qui naissent
très faibles, l'air peut pénétrer seulement dans la trachée et les premières divisions bronchiques, et
s'ils meurent au bout de quelques
heures, les poumons se précipitent
au fond du vase, et il n'y a que quelques lobules qui soient dilatés. Ces
exemples sont assez fréquens chez les
fœtus non à terme. Une cause également fréquente est la présence des
mucosités, ou du fluide amniotique,
dans la trachée-artère. Dans des cas
plus rares, c'est une altération morbide de la texture du poumon. Quelques portions du poumon, ordinai-

rement le gauche, ont ainsi repris
leur densité primitive ; mais leur
poids et leur volume sont beaucoup augmentés. Suivant M. Bernt
de Vienne, on mesure compara-
tivement dans l'eau des poumons
de fœtus, de sept, huit et neuf mois,
des poumons d'enfans à terme, mâles et femelles, qui ont respiré complétement et d'autres qui n'ont respiré qu'imparfaitement. On marque
dans chacune de ces expériences le
niveau que prend l'eau dans le vase
où elles se font, ayant soin de toujours agir sur la même quantité de
liquide, et l'on possède ainsi des termes de comparaison qui doivent servir à connaître quel est l'âge du fœtus, et s'il a respiré plus ou moins
complétement.

COMBIEN DE TEMPS L'ENFANT A-T-IL
VÉCU ? — DEPUIS COMBIEN DE TEMPS
EST-IL MORT ?

Si la peau du cadavre est encore
molle et recouverte de l'enduit onctueux et blanchâtre que le fœtus apporte en naissant, si l'estomac ne
contient qu'un peu de mucosité, si
le gros intestin est encore rempli de
méconium et la vessie d'urine, il est
probable que la vie a cessé immédiatement ou presque immédiatement après la naissance. Si, au contraire, l'estomac contient quelque
substance alimentaire, si l'on trouve
dans les intestins des matières différentes du méconium, il est certain
que l'enfant a vécu quelque temps.
Mais c'est particulièrement dans l'examen du cordon ombilical, des vaisseaux ombilicaux, du canal artériel

et du trou botal que l'on pourra puiser des indices positifs.

En règle générale, le cordon reste après la naissance frais, humide, spongieux, bleuâtre, plein et bien adhérent au nombril pendant quelques heures. Au bout de quinze à seize heures, il est ordinairement aplati, brunâtre, et déjà plus ou moins flétri. Vers la quarantième heure, la flétrissure est complète, et souvent même il y a un commencement de dessiccation. Cette dessiccation continue les jours suivans, et la séparation a lieu du quatrième au sixème jour : trois ou quatre jours après la cicatrisation est achevée.

Si les artères ombilicales sont déjà oblitérées dans une certain étendue, si la veine ombilicale et le canal veineux sont vides, mais ont encore un calibre assez grand pour permettre l'introduction d'un fort stylet : l'enfant n'a pas vécu plus de deux jours. Si les vaisseaux ombilicaux et le canal veineux sont complétement oblitérés, l'enfant a vécu au moins cinq à six jours. Leur occlusion complète peut être retardée jusqu'au huitième et dans quelque cas jusqu'au douzième ou quinzième jour. On voit donc qu'on ne pourrait affirmer que l'enfant n'a pas respiré, lorsqu'il n'y a pas oblitération , puisque ce phénomène est loin de se faire immédiatement après la naissance. Lorsque la cicatrisation de l'ombilic est achevée, on ne peut plus établir d'une manière précise l'âge de l'enfant.

Pour déterminer depuis combien de temps est mort un enfant, il ne faut pas seulement considérer son état de putréfaction plus ou moins avancée ; il faut aussi avoir égard à toutes les circonstances qui peuvent avoir hâté ou retardé la décomposition. On ne doit point oublier que le cadavre d'un enfant se putréfie beaucoup moins vite que celui d'un adulte ; qu'à l'air libre, la décomposition est d'autant plus prompte que la température est en même temps plus chaude et plus humide ; qu'un cadavre plongé dans une eau courante se putréfie beaucoup plus tôt que dans une eau qui ne se renouvelle pas. Il est également évident que la putréfaction sera plus lente si le cadavre est enfoui dans un terrain argileux, sablonneux ou crayeux, que s'il a été déposé dans des immondices, ou dans une terre qui abonde en terreau. L'enfant peut avoir vécu plus ou moins longtemps, mais il peut être mort en naissant par accident : il faut donc connaître les cau-

ses innocentes qui peuvent le faire
périr dans le travail.

CAUSE INVOLONTAIRE DE LA MORT DU NOUVEAU NÉ.

Il n'est malheureusement que trop
de causes qui font périr l'enfant pendant ou après l'accouchement ; nous
allons énumérer les principales : la
longueur du travail. Les contractions
long-temps prolongées de l'utérus
peuvent pousser la tête contre les os
du bassin , comprimer le placenta et
le cordon ombilical, et causer de tels
troubles dans la circulation, que la
mort en soit la suite. Les obstacles
qui s'opposent à l'accouchement peuvent dépendre du peu de largeur des
détroits du bassin, du défaut de dilatation du col utérin, de la rigidité de la
vulve, ou du volume disproportionné
du fœtus; les diverses parties du corps

offrent alors de la tuméfaction et une coloration livide ; le système cérébral vasculaire est gorgé de sang, et ce fluide peut être épanché. Le cuir chevelu est une des parties les plus souvent lésées. Lorsque la tête a subi une forte pression, les os peuvent être plus ou moins enfoncés, et même fracturés ; la peau est d'un rouge violet et comme contuse ; enfin, on trouve tous les signes d'une congestion sanguine locale, par arrêt mécanique de la circulation. Une pression éprouvée par la tête de l'enfant, entre les os du bassin, lors même que le travail de l'enfantement n'est pas long, peut aussi être une cause de mort. Les lésions cadavériques sont semblables à celles qui viennent d'être indiquées. Le cordon ombilical peut entourer le cou et déterminer la mort par étranglement ; il peut aussi se trouver comprimé assez long-temps pour que la circulation s'arrête, et que le fœtus succombe.

Les convulsions, les hémorrhagies provenant du décollement total ou partiel du placenta, l'implantation du placenta sur le col de la matrice, la mauvaise position de l'enfant, exigent que l'on termine l'accouchement sur-le-champ. Les moyens mécaniques qu'on est obligé d'employer laissent toujours des traces de leur action, et ils peuvent blesser ou faire périr le fœtus. Les autres causes de mort sont la grande faiblesse, des mucosités épaisses ou l'introduction du fluide amniotique dans la trachée. Est-il possible qu'un enfant soit expulsé par des contractions brusques et imprévues de la matrice, sans que la mère ait le temps d'en arrêter la chute ou d'en prévenir les accidens.

Les opinions et les faits sont contra-
dictoires, aussi donne-t-on le sage
conseil dans le cas où l'accusée attri-
buerait à une semblable chute la mort
de son enfant, de chercher à en constater la possibilité, et d'examiner
quelles sont les circonstances qui
pourraient fournir des preuves incontestables. Ainsi, la rupture du cordon
dans son milieu, ne laisserait aucun
doute sur le mensonge. L'homme
de l'art appelé à juger si un fœtus
a péri pendant l'accouchement, devra examiner attentivement s'il a
respiré, et jusqu'à quel point la respiration a été parfaite; si la mort ne
peut être rapportée à aucune des causes innocentes dont nous avons fait
mention; s'il n'existe point de traces
manifestes d'assassinat; si la mère et
l'accoucheur assurent avoir senti les
mouvemens de l'enfant peu de temps

avant l'accouchement, tandis que ces mouvemens ont cessé d'être sensibles au bout d'un certain temps; enfin, si les pulsations des artères qui étaient distinctes au commencement du travail, ne l'ont plus été quelque temps après.

CAUSES VOLONTAIRES DE LA MORT DU NOUVEAU NÉ.

L'enfant peut être victime d'une violence volontairement dirigée contre lui, mais il peut aussi périr par la seule omission volontaire des secours qui lui sont nécessaires dans les premiers instans de son existence; de là, deux genres d'infanticides : l'infanticide par omission et l'infanticide par commission.

INFANTICIDE PAR OMISSION.

A son entrée dans la vie, l'enfant

a besoin de secours, et si on les né-
glige, la mort peut en être la suite.
C'est ainsi, par exemple, qu'on a remarqué que le froid faisait plus périr d'enfans l'hiver que l'été. Il serait
cependant extrêmement difficile de
dire que la mort dépende de cette
cause, si elle avait agi lentement, et
que l'on n'eût d'autres preuves que
celles que fournit l'examen cadavérique. Mais si l'on trouve l'enfant
exposé dans un lieu froid, sur le sol,
sur une pierre, et dans un état de
nudité, ou couvert seulement de légers vêtemens, et que l'on découvre
une forte congestion des viscères,
avec décoloration de la peau, et induration des poumons, on pourra
penser que le défaut de chaleur l'a
fait périr. Il est bien plus rare qu'un
excès de chaleur ait produit cet effet.

Le défaut de nourriture est rare-

ment la cause unique de la mort,
mais ordinairement le nouveau-né
ayant été abandonné dans un lieu so-
litaire, y meurt sans secours, et si le
froid, l'humidité, les corps environ-
nans en putréfaction, n'y ont pas
concouru, on doit en accuser l'inanition, lorsque le tube digestif est vide
et contracté.

Au passage de la tête, la face est
ordinairement tournée en bas, de
sorte que la bouche peut être appliquée contre la cuisse de la mère, et
l'asphyxie en être la suite ; il en
serait de même si l'enfant n'était
pas retourné, et si quelque vêtement,
ou un liquide, l'empêchait de respirer ; plus rarement ce sont des mucosités qui remplissent la bouche, ou
bien la langue qui est accolée au pa-
lais ; l'enfant peut encore venir asphyxié, ou dans un état d'apoplexie ;

et il mourrait, si l'on n'employait les secours nécessaires.

Souvent aucune hémorrhagie n'a lieu, quoiqu'on ait négligé la ligature du cordon; cela dépend du nouveau mode de circulation qui s'est établi, dès le moment où les poumons ont commencé leurs fonctions , car alors le sang ne doit plus passer dans les vaisseaux ombilicaux. Quelle que soit l'opinion que l'on ait voulu établir dans ces derniers temps, il n'en faut pas moins pratiquer la ligature ; car les obstacles à la respiration et à la circulation disparaissent souvent devant les moyens médicaux que l'on emploie pour les combattre, et l'on ne pourrait plus y avoir recours , si l'enfant avait éprouvé une perte de sang irréparable.

Lorsque la mort est causée par un pareil accident, le cordon ombilical

est resté sans ligature, ou celle-ci
a été posée après l'hémorrhagie,
qui aura été d'autant plus prompte
et plus facile que le cordon sera
coupé plus près de l'abdomen, et
avec un instrument plus tranchant.
On sait que, dans les arrachemens ou déchiremens de cordon, il
n'y a pas d'écoulement de sang,
et que toutes les femelles d'animaux
le préviennent instinctivement en
mâchant le cordon de leurs petits.
Lorsque la peau est pâle, ainsi que
les muqueuses, que les artères sont
vides de sang, que les veines en
contiennent à peine, que le cœur et
les capillaires sont exsangues, si tous
ces signes se rencontrent chez un fœtus à terme, bien conformé, chez lequel le cordon ombilical n'est point
flétri, et qui ne présente aucune autre
cause de mort, telle que l'hémorrha-

gie qui suit le décollement du placenta implanté sur le col utérin ; l'expulsion simultanée du fœtus et de ses annexes ; ou le décollement, la rupture accidentelle du placenta pendant le travail ; on peut établir, sans toutefois l'affirmer, la très grande probabilité de l'hémorrhagie ombilicale. Mais presque toujours quelque renseignement vient jeter de la lumière sur une question aussi épineuse. On pourrait attribuer la rupture du cordon ombilical très près de l'ombilic ou du placenta, dans le cas où il n'aurait pas été lié, à une syncope de la mère, à des convulsions, une attaque d'épilepsie, accidens rares, mais qui ont été observés.

INFANTICIDE PAR COMMISSION.

Il est peu de crimes qui surpassent

en fréquence l'infanticide. Aussi peut-
on dire qu'il n'est point de genres de
mort auxquels la perversité des coupables n'ait eu recours successivement.
Ceux que l'on remarque le plus souvent sont les contusions profondes, les
plaies , l'acupuncture, la luxation
des vertèbres cervicales, la détron-
cation , les fractures ou la section des
membres , la torréfaction et les divers genres d'asphixie. En Chine ,
les enfans sont exposés par milliers.

Il y a des enfans qu'on a fait périr
en les enfouissant dans la terre. On en
a vu d'autres dont les narines et la
bouche avaient été remplies de linge,
de foin , de terre ou de toute autre
substance , pour les empêcher de respirer ; la docimasie pulmonaire dans
le premier cas , la présence de ces
corps ou les traces qu'ils laissent dans
le second révèleront l'attentat. Quel-

quefois on a fait expirer des enfans en leur tenant fermées la bouche et les narines, ou bien en comprimant la trachée-artère et le thorax, en refoulant l'épiglotte sur la glotte, en renversant la langue vers l'isthme du gosier; les violences extérieures, l'épreuve pulmonaire dissiperont tous les doutes. La suffocation par l'introduction d'un liquide dans les voies aériennes est plus difficile à constater; l'examen du liquide contenu dans la trachée peut fournir, dans ce cas, un moyen de découvrir le crime.

La submersion est un des modes d'infanticide les plus fréquens; si l'épreuve hydrostatique atteste que l'enfant a respiré; si le liquide contenu dans les poumons est semblable à celui dans lequel le cadavre a été trouvé; s'il n'y a aucune autre cause de mort, on peut conclure que l'enfant a péri

submergé; si l'on trouve dans l'estomac un fluide de même nature que celui
où la submersion a eu lieu, il en résul-
tera de fortes présomptions que l'enfant a été submergé vivant. Les ecchymoses que peut présenter le cou
d'un nouveau né indiquent les manœu-
vres tentées pour la strangulation. Si
le nouveau-né avait été asphyxié par
du gaz acide sulfurique, on aurait
à examiner la couleur et l'odeur de la
bouche et des voies aériennes, à rechercher s'il y a ou non des traces
d'inflammation, etc. Dans les villes
un genre d'infanticide ordinaire
est la mort dans les fosses d'aisances; on constate par la docimasie
si l'enfant n'a point respiré. Mais il
peut arriver que la mère déclare
qu'elle est involontairement accouchée en croyant aller à la selle;
comme la chose est possible, il faut

alors redoubler d'adresse, de circonspection; interroger la mère dès qu'on
a les premiers soupçons du crime, et
recueillir tous les renseignemens qu'il
sera possible d'obtenir. N'oublions
pas en terminant ce chapitre de recommander d'examiner scrupuleuse-
ment toute la surface du corps, et si
l'on aperçoit une ecchymose, une piqûre, de voir si elle ne se continue
pas profondément. Enfin signalons
une autre cause d'asphixie, la pression du nouveau-né entre les cuisses
de la mère.

Nous n'aurions donné que des notions insuffisantes sur l'asphyxie con-
sidérée comme cause violente de la
mort du nouveau-né, si nous n'ap-
pellions l'attention sur quelques circonstances qu'il importe de connaître.
Ainsi la présence d'une tache circulaire
autour du cou avec épanchement de

sang dans le tissu cellulaire sous-cutané
correspondant à la tache, annonce
qu'il y a eu strangulation pendant la
vie. La coïncidence de ces signes d'é-
tranglement et de ceux qui annoncent que la respiration s'est effectuée
après la naissance d'une manière complète doit porter à conclure que l'enfant a été victime d'une tentative
criminelle. Enfin l'absence des taches
brunes à la peau du cou, de l'ecchymose sous-cutané, ou de ces deux
signes à la fois, ne prouve pas, à la
rigueur, que l'étranglement n'ait
pas eu lieu avant la mort.

Lorsqu'on est appelé à faire un rapport sur l'infanticide, il faut indiquer, avec toute l'exactitude possible, les recherches qn'on aura dû
faire complètes, ainsi que leur résultat, car on s'est trop souvent appuyé

sur des faits omis ou indiqués légèrement pour les arguer de faux, et arra-
cher des mères criminelles à la juste
punition des lois.

Chapitre huitième.

Attentats à la Pudeur.

VIOL.

Le viol est la possession criminelle d'une fille ou d'une femme. Comme il a lieu souvent sur une vierge, il faut commencer par établir les signes qui dans ce cas peuvent faire résoudre le plus ordinairement la question.

SIGNES DE LA VIRGINITÉ.

Chez les vierges, les grandes lèvres sont ordinairement épaisses, lisses, fermes, vermeilles, élastiques, et leurs bords, appliqués l'un contre l'autre, recouvrent complètement l'orifice de la vulve. Elles sont, au contraire, mollasses, flétries, blafardes et béantes chez les femmes accoutumées aux jouissances vénériennes; mais ces signes n'existent pas toujours, et offrent quelquefois des résultats inverses. On peut en dire autant des petites lèvres. La fourchette, espèce de bord formé par la commissure postérieure des grandes lèvres, est ordinairement entière et tendue chez les vierges; mais sa présence n'est pas une preuve bien convaincante de virginité, puisqu'elle reste presque toujours intacte après le coït, lorsqu'il n'y a pas eu trop de disproportion entre le membre viril et l'étroitesse du vagin; de même que son absence ne suffit pas pour prouver la défloration, puisqu'elle peut se rompre accidentellement par suite de maladies, par l'effet de chutes ou d'écartement trop violent. L'existence de la fosse naviculaire dépendant de celle de la fourchette, il est évident qu'elle ne peut fournir des indices plus certains.

L'orifice du vagin est ordinairement très-étroit chez les vierges; cependant des flueurs blanches, des règles abondantes, des lotions émollientes ou des bains trop répétés, déterminent quelquefois un état de relâchement qui pourrait induire en erreur. Chez les vierges, la membrane muqueuse qui tapisse l'intérieur du vagin forme des plis et des rides très-prononcés; ce signe n'est ordinairement d'aucune valeur pour prouver la virginité ou la défloration, puisqu'il n'y a de changement notable qu'après des jouissances souvent répétées.

Le signe le plus positif de la virginité est la présence de l'*hymen*, espèce de membrane qui se présente tantôt sous la forme d'un cercle membraneux bordant l'orifice du vagin, tantôt sous celle d'un croissant dont la convexité répond au périnée, et dont les extrémités se terminent sur les côtés de cet orifice. Quoique l'on ait vu des femmes devenir enceintes et être sur le point d'accoucher sans que cette membrane fût rompue, on peut affirmer qu'une fille n'a pas été déflorée tant qu'on la rencontre; et comme il est démontré qu'une femme peut concevoir sans qu'il y ait eu introduction du membre viril, il en résulte que, physiquement parlant, une vierge peut être féconde. Il est fâcheux, pour la certitude du diagnostic, que cette membrane puisse manquer, ou avoir été détruite par toute autre cau-

se que l'approche d'un homme. Ce
sont des anomalies assez rares, mais
enfin elles existent. Des écoulemens
leucorrhéïques, des mouvemens brusques, l'équitation, un caillot de sang
dans les premières menstruations peuvent la détruire ; et combien n'est-il
pas d'enfans et même de jeunes filles
pubères, qui auront perdu cette preuve de leur sagesse par des attouche-
mens indiscrets, ou même l'introduction d'un corps étranger.

La preuve de la virginité ne doit pas
être cherchée dans la résistance que les
organes de la femme apportent à l'accomplissement du coït ; car cette résistance peut provenir du volume du
membre viril ; elle peut d'ailleurs être
feinte, ou bien être l'effet de son rétrécissement produit par des lotions
astringentes, employées dans l'intention de raffermir des organes déjà flé-

tris. D'ailleurs la constitution plus ou moins molle de la femme peut faire que le coït n'éprouve point de résistance, quoique réellement la virginité existe encore. La douleur que la femme paraît éprouver n'est point un signe plus sûr. Nous en dirons autant du sang répandu dans le coït. On a prétendu que la défloration déterminait un changement dans la voix, ce signe n'est pas plus certain que les changemens qu'on prétend avoir remarqués dans la grosseur du cou, dans l'odeur de l'urine et de la transpiration.

Il résulte de ces considérations, que les signes de la virginité physique, et par conséquent ceux aussi de la défloration sont très-incertains ; que la présence de l'hymen est le signe qui mérite le plus de confiance, mais que ce signe seul serait insuffisant.

20.

Si le médecin chargé de constater la défloration observe un bon état, une résistance, une fraîcheur de toutes les parties du corps; si les grandes et petites lèvres sont épaisses, vermeilles, élastiques, et la fourchette intacte; si l'hymen ou les caroncules myrtiformes existent, si l'entrée du vagin se prête difficilement à l'introduction du doigt (ou dans le cas où cette entrée serait plus libre), si l'orifice de l'utérus est arrondi et entièrement fermé (ce signe annonce seulement que la femme n'a pas eu d'enfans); si enfin, dans cette visite, il voit d'une manière non équivoque les effets de la pudeur offensée, il devra conclure que la virginité existe, conclusion qui pourrait être encore fortifiée par les considérations tirées des mœurs, de l'âge, du caractère, de l'éducation, etc.

Lorsqu'au contraire, en procédant à cet examen, le médecin trouve que les parties externes de la génération sont décolorées et affaissées, que les caroncules et la fourchette sont effacées ou peu marquées, et les chairs molles et pendantes, quoique la femme soit dans la vigueur de l'âge; que le vagin est dilaté et l'orifice interne ouvert ou fendu transversalement; qu'enfin à ces preuves physiques se joignent une réputation suspecte et une vertu contestée, il pourra prononcer que la personne n'est plus vierge.

Lorsque la défloration d'une jeune vierge, bien portante a eu lieu récemment les preuves en sont ordinairement évidentes. La déchirure de l'hymen (s'il a existé), la présence de ses lambeaux encore sanglans, les meurtrissures des grandes et des pe-

tites lèvres, du clitoris et des caroncules myrtiformes, la rougeur et la
tuméfaction de toutes ses parties, ne
laissent guère de doute. Mais, à moins
que la résistance n'ait été très grande
soit à raison du volume du membre
viril, soit à raison de l'étroitesse du
vagin, toutes ces marques de violence sont effacées au bout de trois
ou quatre jours. Elles s'effacent plus
tôt encore ou elles sont même à peu
près nulles dès les premiers instans,
chez les jeunes filles chlorotiques ou
leucorrhéiques.

A quels signes peut-on reconnaître
si la défloration est l'effet d'un coït
volontaire d'un viol ou de l'introduction d'un corps étranger. Avouons
l'impossibilité dans laquelle nous
sommes de résoudre la dernière de
ces questions dans le plus grand nombre des cas. Comment établir une dif-

férence entre le délabrement des parties sexuelles produit par le membre viril, par un pessaire ou par tout autre corps que des personnes lascives auraient introduit dans la vagin? On ne pourrait présumer le coït que dans le cas où la défloration n'ayant pas été consentie, les organes sexuels et d'autres parties du corps seraient meurtris, ou lorsqu'à des signes de défloration récente se joindraient des écoulemens ou d'autres symptômes vénériens.

Cherchons maintenant s'il existe des moyens propres à faire distinguer la défloration consentie, de celle qui est forcée. Dans le plus grand nombre des cas, la défloration forcée a été opérée par un individu dont le membre viril offre des dimensions considérables; l'hymen alors peut présenter des solutions de continuité; les

lambeaux sont sanglans ou cicatrisés;
les grandes et petites lèvres sont
rouges, tuméfiées, douloureuses et
quelquefois sanglantes ; l'orifice du
vagin, le méat urinaire et les autres
parties externes de la génération peuvent participer à ce désordre ; il
n'est pas rare aussi de découvrir des
meurtrissures aux cuisses, aux bras,
aux seins, aux lèvres, aux joues;
il y a parfois un écoulement purulent non contagieux produit par le
froissement des parties génitales,
qui peut exister lors même qu'il n'y
a eu que des tentatives de viol. Les
détails qui précèdent sur la défora-
tion exigent encore qu'on se rappelle
les propositions suivantes ; on peut
observer un écoulement blénorrha-
gique purulent, sans qu'il y ait eu
viol, dans les affections catarrhales
des voies urinaires et génitales à l'é-

poque de la dentition, dans certaines
phlegmasies de la peau , telles que la
rougeole et la scarlatine, etc.; lors de
la première menstruation , et de la
consommation du mariage , à la suite
de titillations fréquentes, de l'abus
des lavemens irritans, lorsqu'il y a
suppression de règles , quand il y a
de calculs dans la vessie, ou que le
malade est sous l'influence d'un vice
dartreux , rhumatismal, ou goutteux:
l'état de grossesse peut également le
déterminer. Mais si l'homme de l'art
doit être blâmé de considérer tout
écoulement par la vulve comme une
preuve de viol, la faute est bien plus
grande lorsqu'il regarde cet écoulement comme vénérien , parce qu'a-
lors il se croit autorisé à prononcer
qu'il y a eu ou qu'il n'y a pas eu
viol, tandis que l'individu accusé

peut n'être pas atteint de la maladie vénérienne.

Il suffira, dans certaines circonstances, de comparer la force respective de l'accusé et de la plaignante, et surtout les organes génitaux des deux individus pour éloigner toute idée de viol. Lors même que la défloration est consentie, il peut y avoir un délabrement considérable des organes génitaux de la jeune fille, par exemple, quand la disproportion entre les organes mâles et femelles est très marquée, et que les individus, loin de procéder avec modération, sont impétueux et impatiens. La malveillance et la cupidité peuvent être portées assez loin, de la part des mères ou des femmes à qui l'on a confié de jeunes filles, pour que les organes génitaux et les autres parties du corps de celles-ci soient

meurtris, dilacérés, etc., dans l'espoir de faire condamner, par haine
ou par intérêt, des individus qui ne
sont aucunement coupables. N'a-t-on
pas vu aussi des femmes se mutiler
elles-mêmes les organes de la génération, et se plaindre d'avoir été vio-
lées par un homme dont elles n'a-
vaient jamais éprouvé que des refus.
Toutes ces circonstances ne doivent
point être perdues de vue dans les
rapports que fera l'homme de l'art.

Lorsque le viol a lieu chez une
personne déflorée, les signes précédens ne pourraient servir; c'est ici surtout qu'il convient de comparer les
forces de l'accusé et de la plaignante;
car on ne peut pas se dissimuler combien il est difficile qu'un seul homme
parvienne à abuser d'une femme
adulte bien portante; il n'en est pas de

même si l'attentat a été commis par plusieurs personnes.

Dès qu'il est parfaitement prouvé qu'une femme peut accoucher, sans le savoir, sous l'influence d'un poison narcotique, à plus forte raison pourra-t-elle être violée lorsqu'on la placera dans les mêmes circonstances. On doit encore admettre la possibilité du viol chez une femme déjà déflorée, qui serait profondément endormie; mais il est difficile de supposer qu'une jeune fille non déflorée et plongée dans un sommeil naturel puisse éprouver sans se réveiller les douleurs qu'occasionne l'introduction du membre viril, surtout lorsque celui-ci est d'un volume disproportionné.

CRIME CONTRE NATURE.

On sent avec quelle répugnance

nous traitons un pareil sujet. Le médecin appelé pour donner son avis dans un cas de ce genre, examinera attentivement l'anus. L'ouverture du rectum présente chez les personnes entachées de ce vice, la forme d'un entonnoir; le bourrelet de l'anus est gros, boursouflé et lâche; le sphincter se contracte difficilement, et le doigt entre sans effort. Des hémorrhoïdes considérables, des fistules profondes, l'induration, le rétrécissement, le renversement, le squirrhe et même le *cancer* du rectum, telles sont les maladies qui peuvent accabler les individus qui se livrent habituellement à ce vice. L'inflammation, les déchiremens, les rhagades et une multitude de végétations de diverses formes au pourtour de l'anus, doivent être pris en grande considération, surtout lorsqu'ils coïncident avec les indices fournis par les autres circonstances de l'instruction juridique.

TACHES SPERMATIQUES.

Dans les divers sujets dont il vient d'être question, la présence des taches spermatiques peut fournir des preuves irrécusables de crime. Lorsque le sperme a été déposé sur une pièce d'étoffe, sur un morceau de linge, par exemple, il forme une tache plus ou moins étendue, arrondie ou irrégulière, mince, peu colorée, grisâtre, ou quelquefois un peu jaunâtre, que l'on n'aperçoit bien qu'en la plaçant entre l'œil et la lumière; en pressant ces taches entre les doigts, on les trouve peu flexibles, comme empésées ; elles sont inodores tant qu'elles ne sont pas mouillées; car dans ce cas, l'odeur de sperme se dé-

veloppe aussitôt. En poussant la dessiccation aussi loin que possible, avec
la précaution toutefois de ne pas al-
térer la couleur propre du linge, les
taches deviennent d'un jaune fauve,
et l'on en découvre souvent par ce
moyen quelques unes qui n'avaient
pas été aperçues.

Ces caractères les distinguent des
nuances et de la matière des écoulemens morbides, tels que la blennor-
rhagie, les flueurs blanches et les lochies. Si la tache de sperme est plongée dans l'eau, elle s'humecte dans
toutes ses parties, ce qui n'arriverait
pas à une tache de graisse; elle devient
molle, visqueuse et exhale une odeur
spermatique très prononcée ; il s'en
détache des filamens blanchâtres flo-
conneux; et si l'on fait évaporer le
liquide; il prend l'aspect et la consistance d'une dissolution gommeuse. A

un plus grand degré de concentration, il donne des signes d'alcanéité, comme le dénote le changement de couleur du papier de tournesol, qui est ramené au bleu.

———

Chapitre neuvième.

Affections mentales.

Les maladies mentales doivent fixer toute l'attention des observateurs; car il arrive fréquemment qu'on considère comme les résultats de l'aliénation, des délires qui ne sont que les symptômes d'une fièvre grave ou d'une inflammation du cerveau et de ses membranes. Plus d'une fois nous avons vu conduire dans les maisons de santé des individus qui avaient une affection typhoïde, une inflammation des méninges (membranes), un ramollissement, une encéphalite;

maladies qui eussent été tout aussi bien traitées chez eux, avec le préjugé de moins. Ce seul fait suffirait pour démontrer qu'on a eu tort de prétendre que le premier venu était aussi apte que le médecin à juger s'il y avait ou non folie. Forcé par les limites de ce livre à nous borner aux généralités, nous regrettons de ne pouvoir entrer dans les développemens auxquels nous eussent conduit nos études sur la folie.

L'aliénation présente des différences essentielles quant à ses causes, à son mode de développement, à son intensité, à son type. Elle peut être congéniale (de naissance), héréditaire, acquise.

Dans le nombre des maladies mentales, il en est qui se manifestent dès l'enfance (l'idiotie , l'imbécillité); d'autres qui n'apparaissent commu-

nément que dans la vigueur de l'âge
(la folie proprement dite); d'autres
enfin qui sont plus particulièrement
l'apanage de la vieillesse (la démence);
et parmi celles même qui sont héré-
ditaires, il en est dont le germe semble attendre pour se développer telle
ou telle époque de la vie.

Beaucoup d'affections mentales sont
continues, sans intermission, rémit-
tentes, c'est-à-dire, augmentant ou
diminuant tour-à-tour d'intensité,
sans cesser jamais complètement; il
en est aussi d'intermittentes, revenant
par accès, soit à des époques fixes
(folie périodique), soit à des intervalles inégaux. Le temps plus ou moins
long compris entre la fin d'un accès
de folie intermittente et le commencement de l'accès suivant, est ce
qu'on appelle un intervalle lucide.

CLASSIFICATION DES MALADIES
MENTALES.

On appelle *idiots* les individus dont les facultés intellectuelles ne se sont jamais développées, *imbécilles* ceux dont les facultés se sont manifestées jusqu'à un certain point, puis paraissent avoir subi un arrêt de développement ; les idiots ne peuvent remplir convenablement les devoirs de la vie sociale.

Les imbécilles et plus spécialement les idiots, sont en général d'une petite stature et d'une faible constitution ; presque tous ont la tête mal conformée, le crâne très petit et le front étroit, aplati, fuyant en arrière ou au contraire beaucoup trop saillant. Ils sont souvent scrophuleux, rachitiques ou épileptiques. Leur physionomie et leur rire niais annon-

cent ordinairement la nullité de leurs
facultés intellectuelles. Beaucoup sont
enclins au vol, apathiques, colères,
lascifs; il en est qui ont un penchant
au meurtre. Il s'en faut cependant
que tous les cerveaux des idiots et surtout ceux des imbécilles soient défor-
més, il n'est pas rare d'en trouver
dont les proportions sont normales.

Lorsque l'idiotie ou l'imbécillité
est alléguée en faveur d'un individu,
on doit examiner, indépendamment
des circonstances du fait, de la constitution physique et des caractères
de l'individu, s'il a existé ou s'il existe
des idiots, des imbécilles, des aliénés
parmi ses proches parens; si sa mère
n'a point éprouvé d'affections morales vives durant sa grossesse. Si
l'individu n'a point eu lui-même dans
son enfance des maladies cérébrales
ou de violentes convulsions, cir-

constances qui peuvent en effet déterminer l'idiotie ou l'imbécillité.

On a long temps cru que les fous
étaient toujours en délire, furieux, puisqu'ils ne commettaient que des extra-
vagances, c'était une grave erreur ;
la plupart d'entre eux, au contraire,
ont des idées, des passions, des dé-
terminations volontaires; ils sont susceptibles d'éprouver la joie, la peine,
la honte, la colère, la frayeur ; ils
savent observer dans beaucoup de circonstances toutes les convenances
de la société.

Presque tous les aliénés conservent
le souvenir des choses passées, et en
font le sujet de conversations raison-
nables, lorsqu'on les met sur la voie.
Beaucoup conservent la mémoire des
choses présentes; et après leur guérison, ils étonnent souvent par les re-

marques qu'ils ont faites dans les momens même où ils semblaient le plus
complétement privés de leur raison.
Leurs actions les plus extravagantes
sont presque toujours fondées sur
quelque motif déraisonnable il est
vrai, mais raisonnable à leurs yeux,
dont ils donnent ordinairement l'ex-
plication, lorsqu'ils sont rendus à la
santé. Presque tous ont la ferme conviction que ce qu'ils sentent et pen-
sent est vrai, juste et conforme à la
raison; et les preuves les plus positives ne sauraient les faire changer d'o-
pinion. Quelques uns, cependant
sentent le désordre de leurs idées et
de leurs affections, et s'affligent de
n'avoir pas une volonté assez forte
pour les réprimer.

Ils sont sujets à des paroxysmes
plus ou moins fréquens, caractérisés
par de l'agitation, de l'emportement,

de la fureur; et ces paroxysmes sont le plus souvent causés par des hallucinations; ils croient entendre des voix, apercevoir des esprits; ils crient, ils brisent, ils tuent, et le paroxysme passé, ils tombent dans l'abattement.

On distingue trois genres de folie proprement dite, et ceux-ci à leur tour se subdivisent en espèces.

Quelquefois, les fous n'ont aucune suite dans leurs pensées ni dans leur détermination, et extravaguent surtout. Ce délire général, ou du moins sans idées dominantes, sans passion fortement prononcée ou permanente, mais avec disposition à la fureur, constitue la *manie proprement dite :* tantôt ces maniaques sont dans un état d'exaltation semblable à celui que produisent le café et les liqueurs spiritueuses prises en petite quantité.

Continuellement en mouvement, parlant avec volubilité , mais en même temps avec justesse , ils ont mille fantaisies et la moindre résistance les irrite. Tantôt habituellement tranquilles ils présentent un mélange de délire et de raison que l'on nomme *folie raisonnante*; leur attention est-elle fixée sur un objet déterminé , ils retrouvent leur bon sens et leurs capacités intellectuelles ; mais s'ils sont livrés à eux-mêmes, ils s'abandonnent à des divagations sans fin ; ils confondent au même instant les temps, les lieux, les personnes, ils associent les idées les plus disparates, ils tombent dans une déraison complète. Tantôt leurs idées sont rapides, incohérentes ; les objets extérieurs font à peine impression sur leurs sens ; chez eux le souvenir du passé, la mémoire des choses présentes, les passions, les affections sont peu durables ou presque nuls; et lorsqu'on parvient à fixer leur attention, on obtient rarement des réponses justes aux questions qu'on leur adresse ; leurs raisonnemens, leurs discours, reposent toujours sur des idées primitivement fausses.

D'autrefois le délire ne roule que sur un seul objet, ou sur un petit nombre d'objets; toutes les pensées se rattachent à quelques idées exclusives; ou bien, dans un délire général, une série d'idées dominantes fixe particulièrement l'attention et semble absorber toutes les facultés. Ces fous paraissent sains d'esprit tant qu'ils n'est pas question de l'objet sur lequel ils déraisonnent. Souvent même sachant que leurs idées passent pour extravagantes, ils conservent assez d'empire sur eux-mêmes pour les dissimuler, c'est ce délire partiel qui constitue la *monomanie*. Le délire sur une seule idée est fort rare. Dans l'immense majorité des cas, il existe plusieurs idées disparates: aussi avons-nous proposé de désigner cette classe d'aliénés par le nom d'oligomaniaques (1). Un troisième et dernier degré d'aliénation est caractérisé par un état d'inertie physique et morale, c'est la *démence*; l'individu en démence se rappelle à peine le présent, tandis que sa mémoire lui retrace le passé. Ses idées, ses jugemens n'ont aucune liaison: il rit et pleure sans raison. Son intelligence semble parfois se ranimer; mais les symptômes de la démence ne sont pas toujours aussi évidens; quelquefois pour en avoir la

(1) *Considérations médico-légales* sur l'interdiction des aliénés, par A. Brierre de Boismont. — Paris, 1830.

certitude, il faut mettre l'intelligence
à l'épreuve. Écrire une lettre est
souvent un excellent moyen.

SUICIDE.

Si dans un grand nombre de cas le
suicide est le résultat de la folie, il est
souvent aussi une conséquence des
événemens de la vie. Mais chez les
aliénés ce penchant est presque toujours déterminé par des motifs absur-
des, par des raisonnemens faux, qui
ne permettent point de méconnaître
l'existence de la maladie. Nous avons
cependant donné nos soins à un jeune
homme qui voulait se suicider parce
qu'il ne pouvait supporter l'idée d'a-
voir été fou. Ses raisonnemens étaient
excellens, et il eût été difficile de
rétorquer ses argumens. Ajoutons que
sous l'influence de l'hérédité, on voit
souvent le suicide avoir lieu d'une
manière irrésistible.

Il est souvent très important de constater la folie. Les moyens que l'on emploie sont de trois sortes : 1^0 l'enquête, 2^0 l'observation , 3^0 l'interrogatoire.

Enquête. On s'occupe de recueillir tous les renseignemens possibles sur la conduite antérieure de la personne présumée folle ; l'hérédité doit appeler toute l'observation du médecin. Dans le cas où l'existence de la folie serait reconnue , on en rechercherait les causes et la nature, afin de pouvoir prononcer sur sa durée. Ainsi l'idiotisme, la démence sénile ou celle qui est le résultat des maladies chroniques ne laissent pas d'espoir; la manie guérit plus souvent que la monomanie; une première attaque , plus souvent qu'une seconde. La bonne conformation de la tête est d'un heureux augure; de vives affections morales ,

lorsqu'elles produisent la folie, donnent un pronostic moins grave que
l'hérédité, que les maladies cérébrales. Lorsque la folie se montre par accès, les intervalles lucides sont plus
ou moins longs, et l'on ne pourrait
faire la recherche de la folie, s'il était
prouvé que le fait pour lequel on
poursuit, a été commis dans un de
ces momens; il faut donc examiner
quelle était la durée de l'intermittence, quelles étaient les causes qui
déterminaient l'accès. On peut en général, augurer d'autant plus favora-
blement du traitement qu'il a été
employé plus tôt.

L'*observation* du malade doit être
unie à l'enquête. On le fait écrire,
on lui soumet des projets et en captant
sa confiance, on obtient de lui la
communication de ses plans chimé-
riques, de ses haines mal fondées ; et

connaissant tous les motifs de ses actions, on apprécie exactement son état.

L'*interrogatoire* est un des meilleurs moyens d'arriver à la vérité, lorsqu'on soupçonne que la folie est simulée. Les demandes et les réponses doivent être conservées avec le plus grand soin. Lorsque la folie est véritable, on doit interroger le malade avec précaution et douceur sur les sujets qui l'occupent, car les maniaques s'irritent facilement, et s'ils soupçonnaient le motif qui conduit vers eux ils garderaient le silence ou seraient extrêmement réservés. Ce n'est que lorsqu'on a gagné leur confiance qu'ils vous font part de leurs raisons imaginaires. On sent par là combien il est difficile aux magistrats de pouvoir constater l'état moral d'un aliéné qui ne déraisonne

que sur un petit nombre d'idées, et
que la vue d'un étranger met souvent
sur ses gardes. C'est ce que M. le
comte Cassini n'a point compris,
lorsqu'il fit son rapport à l'académie
des sciences sur mon mémoire; de
mon côté j'avais eu le tort grave d'a-
voir donné mon travail à examiner
à un magistrat instruit sans doute,
mais qui n'était pas plus compétent
pour juger la folie, que moi pour rai-
sonner sur l'astronomie.

Il est une division de la folie dont
nous avons déjà parlé, et sur laquelle
nous croyons devoir dire encore quelques mots : c'est la monomanie et
surtout la variété qui dans ces derniers temps à plus particulièrement
reçu le nom de *monomanie homicide*.
Voici comme Pinel s'exprime sur
cette lésion de l'intelligence : quelquefois l'aliéné ne présente aucun

désordre des facultés intellectuelles, et cependant il est entraîné par un penchant irrésistible, il est poussé par un instinct aveugle à telle ou telle action que lui-même réprouve. Obsédé par des idées de vol, d'incendie, de meurtre ou de suicide, qu'il s'efforce en vain d'écarter, il sent toute l'horreur de semblables désirs; et cependant sa volonté est vaincue. Sans motif, sans intérêt, il vole, il brûle, il tue, il verse son propre sang. Cette variété de l'aliénation, objet de vives controverses, existe sans aucun doute, mais il est quelquefois difficile de la constater et c'est sans contredit celle, qui réclame le plus les lumières du médecin éclairé (1).

(1) *Observations médico-légales* sur la monomanie homicide, par A. Brierre de Boismont. — Paris, 1827.

Nous ferons toutefois observer que dans les établissemens que nous avons visités, en Italie, en Suisse, en Allemagne, en Pologne, partout, les disciples d'Heinroth exceptés, les médecins nous ont cité des exemples de monomanie homicide bien réels. Nous ajouterons qu'en Angleterre les fous dits criminels qu'on avait séquestrés après leur délit, ont tous fini au bout de plusieurs années par tomber dans une véritable folie.

Chapitre dixième.

Folie simulée.

Il arrive assez fréquemment que des coupables cherchent à simuler la folie, mais on ne retrouve pas dans l'expression de la figure, dans l'habitude du corps cet air d'étrangeté, de violence ou d'abattement que présentent les véritables folies ; on ne note pas les longues insomnies, l'insensibilité, la mobilité, l'air de malice, la méchanceté, l'oubli, la défiance qui sont l'apanage des fous, etc. L'opinion que l'on se fait dans le monde de l'aliénation est si erronée que ceux qui espèrent simu-

ler cet état, se trahissent infaillible-
ment. Son apparition brusque au moment où le malade se voit reconnu,
doit déjà élever quelque doute.

PASSIONS.

En général elles troublent et éga-
rent la raison, mais peuvent-elles
être présentées comme excuse pour
des actes coupables? Les opinions sont
partagées; on peut cependant dire
d'une manière générale qu'elles ne
peuvent constituer une excuse légale.
Toutefois il faut distinguer la passion
à laquelle nous cédons sans presque
combattre, de celle qui nous saisit et
nous terrasse à l'improviste, en nous
blessant dans nos sentimens les plus
chers d'honneur, de confiance et
d'amour. C'est ainsi que la loi défend
la recherche du meurtre lorsqu'il est
commis par l'époux qui surprend sa

femme en adultère et qu'une tentative d'outrage à la pudeur excuse le
crime de castration. Mais à côté de
ces faits, il en est évidemment d'autres où le jury, s'appuyant sur l'exemple que lui donne la loi , pourrait
trouver dans la passion des circonstances au moins atténuantes. Il est des
fous, dit Bellart, que la nature a
condamnés à la perte éternelle de
leur raison , et d'autres qui ne la
perdent qu'instantanément, par l'effet d'une grande douleur, ou de toute
autre cause pareille : il n'est de différence entre ces deux folies que
celle de la durée; et celui dont le
désespoir tourne la tête pour quelques heures ou pour quelques jours ,
est aussi complètement fou pendant
son agitation éphémère, que celui
qui délire pendant beaucoup d'années ; ce principe posé, ce serait une

extrême injustice de juger et surtout
de condamner l'un ou l'autre de ces
insensés pour une action qu'ils auraient commise pendant l'absence de
leur raison.

IVRESSE.

Comme l'ivresse est un fait volontaire et répréhensible, elle ne peut
jamais constituer une excuse que la
loi et la morale permettent d'accueil-
lir. Il n'en pourrait être de même si
cet état avait été produit accidentellement par les vapeurs alcooliques
d'une cuve en fermentation, ou par
un moyen criminel. L'ivresse et la
passion qui y conduit sont souvent
un signe d'une folie commençante.
Si, par exemple, l'individu, par suite
d'ivresse, était atteint de l'espèce de
délire qu'on a appelé folie des ivro-
gnes (délirium tremens) sa conduite

devrait être envisagée sous un autre point de vue, et ses actions rentreraient alors dans le domaine de l'aliénation.

DÉLIRE.

Il est caractérisé par le désordre et le peu de liaison des idées, la perte complète de la conscience. Le délire est plus ou moins complet, continu, intermittent, calme ou furieux, il exclut la responsabilité des actes. Le délire peut être la suite d'une fièvre, d'une lésion du cerveau, il peut être sympathique.

ÉPILEPSIE.

Cet état étant très-souvent lié à l'aliénation mentale, mérite une attention particulière.

23.

SOMNAMBULISME, SOMMEIL.

Ceux qui présentent cet état ne se rappellent pas leurs actions, ou n'en conservent qu'un souvenir confus.

Il peut exister un état de demi-sommeil, pendant lequel les impressions sont ressenties, mais mal comprises. Un homme se réveille en sursaut, il voit un fantôme qui s'avance vers lui, il le frappe d'un coup de hache et le tue; c'était sa femme.

SURDI-MUTITÉ.

Il est évident qu'un sourd qui aurait été instruit, serait répréhensible aux yeux de la loi, s'il avait commis un délit. Pour obtenir l'aveu du mal, il faut commencer par des questions simples, puis on accuse le coupable d'un délit beaucoup plus grave que celui pour lequel il est poursuivi; s'il

sait écrire, il aura vivement recours à ce moyen pour se justifier,
et l'on connaîtra par ses signes toute
la portée de son intelligence. Les af-
faires relatives aux sourds et muets
ont prouvé qu'on pouvait arriver à
la connaissance du délit.

MALADIES SIMULÉES.

On désigne sous le nom de maladie
simulée celle que l'on feint d'avoir ;
dissimulée celle que l'on cache ; *prétextée* celle que l'on feint d'avoir ;
enfin maladie *imputée* celle que l'on
croit à tort exister chez un individu
qui n'en est pas atteint.

La cause la plus commune des maladies simulées est le désir de se faire
exempter de la conscription ou du
service militaire. L'on voit aussi des
accusés simuler la folie pour échapper
aux peines de la loi ; des mendians

tomber dans de fausses défaillances, pour exciter la commisération publique.

On partage ces maladies en deux classes, celles par *imitation*, qui sont entièrement feintes, et celles par *provocation*, où l'affection est réelle, mais due à des causes externes et volontaires.

On cherchera à reconnaître les circonstances dans lesquelles l'individu se trouve placé, et quels sont les motifs qui peuvent l'engager à simuler la maladie qu'il accuse.

On constatera si l'affection est en rapport avec l'âge, le tempérament et les causes assignées, si les symptômes sont vrais; il faut, en interrogeant les malades, leur parler, non des symptômes ordinaires, mais des symptômes extraordinaires, presque toujours ils répondent affirmativement; ou si la maladie revient par accès, il faut attendre ce moment pour l'observer; il ne faut avoir recours aux médicamens énergiques que lorsqu'on a tenté tous les autres moyens.

MALADIES SIMULÉES PAR IMITATION.

Dans l'*amaurose* réelle, les mouvemens de l'iris sont plus lents, et les contractions de cette membrane ne durent pas. L'extrait de belladone ou de jusquiame amène la dilatation et l'immobilité de la pupille, mais ces effets ne se prolongent pas au-delà de vingt-quatre heures. *Myopie*. Les réglemens actuels déclarent myopes ceux qui lisent avec des verres n° 5, et à une distance d'un pied, et qui voient assez bien de loin avec un verre n° 5. *Surdité*. Pour découvrir la ruse, il faut observer long-temps, avec la plus grande attention , et recourir à toutes les épreuves possibles. On doit aussi examiner les oreilles. *Ozène.* Dans cette infirmité, le nez est ordinairement écrasé, il y a des cicatrices ou des symptômes de syphilis, de dartres, de vice scorbutique ou cancéreux. *Contracture.* On examine le niveau du bassin, des épines iliaques antérieures; on frappe sur les muscles contractés; on entoure le membre d'un bandage roulé. On peut aussi forcer l'individu à se tenir sur la bonne jambe; ou bien on le pique brusquement. *Épilepsie.* Dans cette grave affection, la pupille est dilatée et insensible, les battemens du cœur forts et tumultueux; les mains étendues par force, restent dans cette position; il y a de l'écume à la bouche; à la fin de l'accès, la physionomie revêt un air d'hébétude et d'étonnement. La plupart des épileptiques ont d'ail-

leurs un *facies* qui ne trompe jamais le
médecin éclairé. *Incontinence d'u-*
rine. Le meilleur moyen de distinguer l'incontinence d'urine , est d'essuyer le gland, et d'observer si l'urine
suinte continuellement du gland. Si
l'incontinence n'avait lieu que la nuit,
il faudrait surprendre le malade au
milieu de son sommeil. Alors on lui
introduirait une sonde dans la vessie;
si elle est pleine , on est certain de
l'imposture. On peut encore simuler
le renversement du rectum , les hémorrhoïdes, diverses hémorrhagies; il
suffit d'une observation soutenue et
un peu attentive pour découvrir toutes ces supercheries.

MALADIES SIMULÉES PAR PROVOCATION.

Des mendians s'insufflent quelquefois de l'air sous la peau , d'autres en
avalent ou s'en font pousser dans les

intestins. Quelques-uns se font venir de larges ulcères, à l'aide de substances irritantes. Il suffit d'observer la constitution du sujet, et de placer un cachet sur le bandage. Des conscrits se donnent des ophthalmies, s'arrachent les cils, les dents ; quelques-uns se mutilent.

MALADIES DISSIMULÉES.

Le remplaçant qui cache ses infirmités, la femme galante qui cherche à tromper le médecin sur la syphilis dont elle est atteinte, sont des exemples de maladies dissimulées, etc.

MALADIES PRÉTEXTÉES.

Ce sont celles qui par leur nature, leur peu de gravité ou d'autres raisons, ne peuvent servir au but que l'on voudrait atteindre.

MALADIES IMPUTÉES.

On a vu des femmes accuser leurs maris d'impuissance pour en être séparées; des enfans avides chercher à faire prononcer l'interdiction de leurs parens; des avocats prétendre que leurs cliens étaient atteints de folie; un examen attentif prouve la réalité ou la fausseté de ces assertions

Chapitre onzième.

Des Ages.

En parlant de l'infanticide, de l'avortement et de la viabilité du fœtus, nous avons vu que les questions qui s'y rapportent ne pouvaient souvent être résolues d'une manière satisfaisante, qu'autant que l'on parvenait à déterminer, du moins approximativement l'âge du fœtus, ou de l'enfant qui venait de naître. La connaissance des âges n'est pas moins nécessaire lorsque s'agit d'une question d'identité, ou de l'ouverture juridique du cadavre d'un individu. Les limites que nous nous sommes tracées ne nous permettent point de donner à cette question de trop grands développemens ; nous tâcherons cependant, comme nous l'avons fait dans le cours de ce livre, de tracer aussi nettement que possible les caractères distincts de chaque époque de la vie.

Dans les deux premiers mois de la vie, le nouveau germe porte le nom d'*embryon* ; il prend ensuite celui du *fœtus* qu'il conserve jusqu'au moment de la naissance ; une foule de circonstances peuvent hâter ou retarder son développement, mais le plus ordinairement il éprouve la série de changemens suivans :

Huit jours après la conception, on ne trouve dans l'utérus qu'une petite vésicule remplie d'un liquide transparent.

Du *quinzième* au *vingtième* jour

l'embryon est vermiforme, obtus à une extrémité, en pointe à l'autre; il est grisâtre, long de trois à cinq lignes et pèse de deux à trois grains.

Du *trentième* au *quarante-cinquième* jour, il a la grosseur d'une fourmi, et ressemble à un croissant; sa longueur varie de trois à sept lignes, son poids est d'environ dix-neuf grains, la tête déjà est visible et constitue presque la moitié du corps. Les yeux existent sous la forme de deux points noirs; la bouche est marquée par une fente transversale, les membres thoraciques ressemblent à des bourgeons, le cœur paraît formé d'une seule pièce, la clavicule et chacune des moitiés de l'os maxillaire inférieur présentent un point d'ossification; le placenta n'existe encore que sous forme de villosités, le cordon ombilical est visible depuis la seconde moitié du premier mois, la vésicule et les vaisseaux omphalo-mésentériques sont très apparens.

Du *quarante-cinquième jour* au *deuxième mois*, la longueur de l'embryon est de seize à dix-huit lignes; il pèse de deux à quatre gros. On distingue l'avant-bras, la main, la jambe et le pied, les masses apophysaires des premières vertèbres cervicales, le cubitus, le radius, le tibia, les côtes, le scapulum, l'ilium, l'occipital; les deux parties de l'os frontal présentent aussi un point ossifié; le méconium blanchâtre est contenu dans l'estomac. Le foie s'étend en travers d'un hypochondre à l'autre.

Du deuxième au troisième mois, sa longueur est de deux pouces à deux et demie, le poids varie d'une once à une once et demie, le méconium est encore contenu dans l'estomac, les alvéoles sont tracées, et renferment les germes dentaires sous la forme d'une vésicule gélatineuse. La peau, qui ressemblait à un enduit muqueux et transparent, se change en une membrane mince encore facile à déchirer; à la fin du deuxième mois, les membres abdominaux commencent à dépasser la gaine rudimentaire; on aperçoit les branches de l'artère pulmonaire et l'épiploon.

Du troisième au quatrième mois, le fœtus a cinq ou six pouces environ de longueur. Il pèse à peu près trois onces; la bouche est ouverte, les narines fermées, le sexe peut être facilement distingué, le cordon ombilical a son insertion très près du pubis, la placenta couvre à peu près la moitié du volume de l'œuf, la pupille est fermée par la membrane pupillaire, le périnée existe sous forme d'une lame transversale.

Du quatrième au cinquième mois, le fœtus a de six à sept pouces de longueur, de cinq à sept onces en poids, la moitié du corps répond à plusieurs centimètres au-dessus de l'ombilic, les cheveux sont courts, rares et argentins; la muqueuse est unie, on commence à distinguer quelques traces du pylore, les reins sont divisés en grappes ou en lobules, la peau est rosée et toujours très mince offrant un léger duvet; les membres thoraciques sont plus longs que les membres abdominaux.

Du cinquième au sixième mois la longueur du fœtus est de neuf à dix pouces, son poids d'environ une livre; le cordon ombilical s'insère moins près du pubis qu'au quatrième mois, en sorte que la moitié du corps

répond à un point moins élevé au-
dessus de l'ombilic. La peau est lisse,
sans enduit sébacé, d'un rouge pourpre, l'ossification est complète dans
les osselets de l'ouïe, le pubis offre
un point oblong, ossifié. Du quatrième
au cinquième mois, on voit paraître
au sommet gélatineux des dents, des
petites lames d'ivoire, le cœur est très
volumineux, le colon présente des bos-
selures, les testicules et les ovaires
sont situés peu au-dessous des reins,
près les vertèbres lombaires, sous le
péritoine.

Du sixième au septième mois, le
fœtus a de onze à douze pouces de
long ; il pèse environ deux livres ; la
moitié du corps répond à un point
moins élevé au-dessus de l'ombilic
qu'à l'époque précédente ; la pupille
est encore fermée par la membrane
pupillaire, la peau pour la première

fois présente des fibres dermoïdes et un épiderme distinct, les ongles sont mieux formés, mais mous et quelquefois rougeâtres, le sternum présente trois ou quatre points ossifiés; c'est à peu près à cette époque que se forme la substance corticale des reins, le cœcum contient le méconium.

Du septième au huitième mois, la longueur est de treize à quatorze pouces et la pesanteur de trois à quatre livres. L'insertion ombilicale s'est encore élevée, la peau offre une teinte rosée, elle se couvre d'un enduit blanchâtre sécrété par ses follicules, le derme et l'épiderme sont apparens, les ongles moins mous, le méconium remplit les gros intestins, le foie est très volumineux, le côté gauche est aussi gros que le droit, la bile de la vésicule est toujours séreuse, le cerveau est moins diffluent, d'un blanc jaunâtre, sans apparence de couleur grise ; la longueur de l'intestin grêle est à la distance qui sépare la bouche de l'anus comme 5 1/2 : à 1.

Du huitième au neuvième mois, le fœtus est long de quinze à seize pouces, son poids est de quatre à cinq livres ; la moitié du corps répond à deux ou trois centimètres au-dessus de l'ombilic, il n'y a plus de membrane pupillaire, le cerveau présente des sillons superficiels ; la longueur de l'intestin grêle est à peu près égale à huit fois la distance qui sépare la bouche de l'anus, comme chez l'adulte ; les testicules s'engagent dans l'anneau sus-pubien ; quelquefois le scrotum renferme un testicule ; le plus ordinairement c'est le gauche.

Au neuvième mois, le fœtus est à terme ; sa longueur est de seize à dix-huit pouces, le poids total est de six à sept livres; mais on en a vu qui pesaient deux ou trois livres et d'autres douze ou quatorze. La moitié de la hauteur totale du corps correspond à l'ombilic, les diamètres de la tête sont assez constans, l'occipito mentonnier ou oblique a cinq pouces trois lignes de longueur; le longitudinal ou occipito frontal est de quatre pouces trois lignes; les autres diamètres, perpendiculaire et transversal, ont trois pouces six lignes d'étendue, la circonférence de la tête est de treize à quatorze pouces.

Les os du crâne sont mobiles; les fontanelles sont fort larges, surtout l'antérieure, l'extrémité inférieure du fémur présente un point osseux pisiforme.

Les cheveux ont près d'un pouce de longueur. Les ongles atteignent l'extrémité des doigts. Ordinairement les

testicules sont descendus dans le scrotum, la peau est recouverte de l'enduit blanchâtre dont il a été parlé.
Les circonvolutions cérébrales sont
nombreuses et assez profondes. On
commence aussi à pouvoir distinguer
la substance grise. La membrane muqueuse de la cavité buccale et l'arrière-
bouche est toujours injectée, ainsi
que celle de l'œsophage. Le méconium remplit le gros intestin.

DES AGES DEPUIS LA NAISSANCE JUSQU'A LA MORT.

La fréquence des infanticides donne
une grande importance aux phénomènes qui caractérisent les premiers
jours de la vie, aussi ces signes mé-
ritent-ils toute l'attention du médecin.

Les principaux sont les suivans :

Examen du cordon ombilical.
Sa flétrissure a lieu dans les trois
premiers jours, depuis la cinquième
ou sixième heure qui suit la naissance
jusqu'au troisième jour. Sa dessiccation est ordinairement terminée du
troisième au cinquième jour. Lorsque l'enfant est mort en naissant, le
cordon ne se sèche pas, il reste épais,
mou et flexible, son épiderme s'enlève, et il subit les différens degrés de
putréfaction. Dans le plus grand nombre de cas, le cordon ombilical tombe
du quatrième au cinquième jour.
Exfoliation de l'épiderme. L'exfoliation de l'épiderme par plaques, ou
par petites écailles, indique que l'enfant a vécu quelque temps. Elle est
dans la plus grande activité du troisième au cinquième jour; sa sécheresse empêche qu'on ne le confonde

avec le soulèvement déterminé par des phlyctènes.

Tube digestif. Lorsque le gros intestin est rempli par le méconium, il est probable que l'existence a été très-courte.

Jusqu'au quarantième jour, la faiblesse de l'enfant est extrême, la tête est entraînée par sa propre pesanteur; l'enfant ne voit ni n'entend; il se développe assez rapidement dans les mois suivans; la lumière, le bruit, l'excitent, en éveillant son attention.

Du septième mois à la fin de la deuxème année. La première dentition ne se compose que de vingt dents, qui paraissent assez ordinairement à des intervalles déterminés; ainsi, du septième au douzième mois surtout, les incisives moyennes inférieures, puis les incisives moyennes supérieures; peu de temps après, et dans le même ordre, les incisives latérales. Les premières molaires n'apparaissent qu'entre dix-huit mois et deux ans, les inférieures en premier lieu, puis les supérieures; elles sont suivies de l'éruption des canines, et il est rare que les dernières molaires n'existent pas avant la fin des trente premiers mois.

Vers *deux ans et demi*, des points d'ossification paraissent dans la grosse tubérosité de l'humérus et dans la rotule; à *trois ans*, dans le trochanter et le pyramidal; de *quatre* à *cinq ans*, dans la petite tubérosité de l'humérus. C'est à cette époque que sortent les troisièmes dents molaires, qui ne doivent plus être remplacées. C'est ordinairement à *sept ans* que commencent à tomber les dents de la première dentition.

Deuxième enfance. La chute des dents de lait n'est communément achevée qu'au bout de plusieurs années. Les quatrièmes molaires se montrent entre la huitième année et la suivante, et ce n'est guère qu'à dix ou onze ans que les canines et les incisives ont paru.

Adolescence. Les organes génitaux sont développés; l'écoulement périodique s'établit. La voix chez l'homme prend un caractère de gravité et de force. La peau se recouvre de poils dans différentes parties du corps. La plupart des apophyses se soudent au corps des os qu'elles surmontent; les trois portions de l'os iliaque se réunissent.

Age mûr. L'appréciation est ici plus difficile. La largeur du corps et la saillie du ventre appartiennent particulièrement à cet âge, les os sont plus fortement tordus, leurs empreintes et leurs saillies plus prononcées ; les parois artérielles sont dures, épaisses, et deviennent osseuses.

Vieillesse. Les os du crâne s'amincissent, les dents sont toutes tombées, et les alvéoles ont disparu ; l'os maxillaire inférieur est beaucoup plus mince, et manque de toute la hauteur des alvéoles. Le larynx est complètement ossifié, ainsi que les cartilages des côtes ; les courbures de la colonne vertébrale sont très-prononcées.

APPRÉCIATION DE LA HAUTEUR TOTALE D'UN INDIVIDU, D'APRÈS M. SUE.

Sur un enfant d'un pied dix pouces et demi, le tronc a treize pouces six lignes, les extrémités supérieures et inférieures, neuf pouces.

La hauteur totale étant de deux pieds neuf pouces et quelques lignes,

25.

le tronc a dix-neuf pouces environ, les extrémités supérieures et les inférieures quatorze pouces.

Sur une hauteur de trois pieds huit pouces six lignes, le tronc a deux pieds, les extrémités supérieures un pied sept pouces, les inférieures un pied huit pouces six lignes.

Hauteur de quatre pieds sept pouces : tronc deux pieds quatre pouces, membres supérieurs, deux pieds six lignes; inférieurs, deux pieds trois pouces.

Hauteur de cinq pieds quatre pouces : tronc, deux pieds huit pouces; membres supérieurs, deux pieds six pouces; inférieurs, deux pieds huit pouces.

Le bord supérieur du pubis est le point qui sépare le corps en deux moitiés égales, sur un sujet complètement développé, de vingt à vingt-cinq ans.

Chapitre douzième.

Putréfaction.

La putréfaction est, sans contredit, le signe le plus certain de la mort, mais elle peut encore fournir d'autres renseignemens qui permettent d'établir à peu près l'époque à laquelle la vie a cessé. Pour arriver à ce but, il faut connaître les changemens variés qu'éprouvent les cadavres dans des milieux de différente nature.

Putréfaction à l'air libre. Lorsqu'on expose une portion du corps dans un endroit humide à une température de 15 à 25°, toutes les parties molles se détruisent, à l'exception de quelques lambeaux de la peau, qui se criblent de trous; si l'humidité n'est pas aussi grande, l'enveloppe cutanée se dessèche et se colle sur les os; il faut un mois environ pour que ces phénomènes aient lieu; la coloration verte de la peau survient dans les quatre à cinq jours qui suivent la mort; elle commence le plus ordinairement par le ventre (thermomètre au-dessus de 15°). Deux ou trois jours après, l'épiderme se détache, la teinte verte se fonce de plus en plus, et devient brunâtre; les organes profonds se conservent, d'autant mieux qu'ils sont moins exposés à l'air; et si l'on veut hâter la décomposition d'un sujet, il suffit de pratiquer des incisions sur les diverses parties du cadavre.

Les corps soumis à l'action des gaz

des fosses d'aisance, se décomposent
très-rapidement, ce qui doit être attribué à l'humidité plus considérable.
La température mérite une attention
particulière.

Putréfaction dans l'eau. Elle marche plus rapidement dans l'eau courante que dans l'eau stagnante ; six semaines environ sont nécessaires pour
qu'elle soit complète, les muscles
forment une espèce de putrilage, et la
graisse, en se saponifiant, donne naissance à des composés de margarate
et d'oléate d'ammoniaque qui n'ont
point lieu à l'air libre. On a constaté
que les pièces cadavériques qu'on
trouve dans les puits étaient corro-
dées ou ulcérées.

Putréfaction dans la terre. La
durée de la décomposition est beaucoup plus longue ; pour qu'elle soit
complète, il faut au moins trois ou

quatre années. Si l'on examine les
parties à cette époque, on les trouve
converties en une espèce de terreau
gras, friable et brunâtre; on a remarqué que dans les premiers temps les
ongles et les poils continuent à pousser; avec les os et les dents, ce sont
les débris qui persistent le plus long-
temps. Nous devons toutefois faire
observer que, dans la question qui
nous occupe, le médecin légiste aurait un tort grave, s'il affirmait des
faits qui ne sont pas à l'abri de toute
discussion, sa mission se borne à indiquer des circonstances et des possi-
bilités. Il aura soin de noter l'âge,
l'état de l'individu, le lieu, la température, l'humidité, toutes circonstances qui influent sur la putréfaction: de cette manière les conclusions,
sans être aussi précises, ne contredi-
sent point la vérité des faits.

Chapitre treizième.

Des Inhumations.

DES SIGNES DE MORT.

On sent de quelle importance est la connaissance de ces signes, pour éviter le danger des inhumations précipitées, ainsi qu'un exemple récent vient encore de l'attester.

Aspect de la face. Le front est ridé, les yeux caves, le nez pointu, bordé d'une couleur noirâtre; les tempes affaissées, creuses et ridées; les oreilles relevées en haut, les lèvres pendantes, les pommettes en-

foncées, le menton ridé et raccorni,
la peau sèche, livide ou plombée; les
poils des narines parsemés d'une sorte
de poussière d'un blanc terne, le visage d'ailleurs fortement contourné
et méconnaissable.

Absence de la contractilité. Elle
cesse d'exister quand l'individu est
mort, mais, comme le précédent, ce
signe n'est pas toujours d'une application générale.

Circulation et respiration. Il est,
pour ainsi dire, impossible de dire
que ces fonctions sont tout-à-fait
suspendues.

Raideur cadavérique. Au moment
de la mort, tous les tissus éprouvent
un relâchement marqué, dont la durée est variable depuis seize à dix-huit
minutes jusqu'à seize et vingt quatre
heures; il est remplacé par la rigidité
qui a toujours lieu; mais il peut ar-

river qu'elle se montre presque subitement.

Putréfaction. Nous en avons déjà parlé. C'est la preuve la moins douteuse de la mort.

ÉPREUVES.

Nous ne parlerons point du miroir, des bougies allumées, de l'incision de l'espace intercostal, de l'emploi de l'ammoniaque, de l'éther, de l'acide acétique; ces moyens sont aujourd'hui presque abandonnés; mais il n'en est pas ainsi des expériences faites sur le système musculaire à l'aide du galvanisme : quand les contractions n'ont plus lieu, la mort est certaine.

EXAMEN CADAVÉRIQUE MÉDICO-LÉGAL.

Lorsque le corps que l'on doit examiner a déjà éprouvé un degré de putréfaction plus ou moins avancé, il

faut avoir un nombre d'hommes suffisant, pour que l'exhumation se fasse
promptement. On arrose plusieurs
fois le corps avec une solution de chlorure de chaux, dans la proportion
d'une once sur une livre d'eau; les
ouvriers doivent se servir de bêches,
et l'on peut encore leur conseiller de
s'entourer la bouche et le nez d'un
mouchoir mouillé avec du vinaigre.
Si le cercueil est intact, on l'enlève
entier; autrement l'on verse, par les
fentes, une assez grande quantité de
la liqueur pour que le cadavre en soit
pénétré. Après avoir constaté l'état
extérieur, on procède ensuite à l'ouverture du cadavre. Mais, avant d'indiquer les règles de l'autopsie, nous
devons dire un mot de l'examen du
fœtus.

Fœtus. La couleur de la peau, qui
est ou n'est pas recouverte d'un enduit

sébacé ; l'état de l'épiderme et du cordon ombilical, qui a été coupé ou
rompu plus ou moins près de l'abdomen ; son insertion plus ou moins
élevée, sont des considérations d'un
haut intérêt. Nous dirons la même
chose du poids total de l'individu, du
degré de développement de ses organes, et de tous les signes qui indiquent
son âge, sa viabilité, le temps qu'il
a vécu, celui dans lequel il est mort.
Les lésions extérieures, telles que les
contusions, les piqûres, les enfonce-
mens et les fractures du crâne, les traces de strangulation avec un lacet,
les doigts, la suffocation par des
corps étrangers introduits dans la
bouche ou les narines, exigent la
plus grande attention.

Autopsie (*ouverture du corps*).
On doit toujours examiner successivement les trois grandes cavités du

tronc, la tête, la poitrine et l'abdomen. On aura soin de ne jamais faire aucune incision inutile pendant la dissection, on arrose le corps avec du chlorure de chaux. S'il fallait conserver une portion quelconque, on la déposerait dans un vase rempli d'alcool; on ne confie les pièces qu'à des personnes sûres.

Crâne. Après avoir rasé les cheveux et examiné l'état des tégumens, on fait deux incisions cruciales, dont l'une s'étend depuis l'épine nasale jusqu'à la protubérance occipitale externe, et l'autre depuis la région auriculaire supérieure jusqu'à celle du côté opposé, en passant par le sommet de la tête. On détache les quatre lambeaux et on les renverse sur leur base, et l'on ouvre le crâne au moyen de la scie ou du marteau. La boîte osseuse s'enlève; on aperçoit alors les meninges à nu, on fait deux petites ouvertures à la dure-mère sur le côté, à un demi-pouce environ de la grande faux cérébrale, et l'on incise de chaque côté, en avant et en arrière. Un nouveau coup de ciseaux divise transversalement la dure-mère; l'on soulève ensuite le cerveau et le cervelet, en les détachant avec précaution des parties qui les retiennent.

Épine du dos. Le cadavre étant couché sur le ventre, on fait une incision qui passe par-dessus toutes les apophyses épineuses, et qui s'arrête aux dernières sacrées; on renverse à droite et à gauche les masses musculaires, et on ouvre avec le rachitôme les lames transversales des vertèbres; on incise ensuite la dure-mère rachidienne sur la ligne moyenne, et l'on aperçoit à découvert la moelle et les origines des nerfs.

Poitrine. Pour examiner le pharynx et les voies aériennes dans toute leur longueur, on porte le bistouri sur la ligne médiane au-devant du bord inférieur de la mâchoire, et on conduit l'incision jusqu'au bord supérieur du sternum. C'est de ce point que l'on en fait partir deux autres, qui passent sur les parties latérales de la poitrine et s'étendent sur le ventre, où elles n'intéressent que la peau, et se terminent au pubis. On désarticule le sternum avec la clavicule, et après avoir scié les côtes, on enlève la paroi thoracique antérieure, que l'on renverse.

Ventre. Pour mettre à nu les viscères abdominaux, on sépare les attaches du diaphragme aux côtes, et l'on coupe les muscles en suivant la section déjà faite à la peau.

Bassin. Un trait de scie appliqué sur

la branche transversale du pubis et de l'ischion, et répondant à la partie moyenne du trou obturateur, permet de renverser la paroi antérieure du bassin.

Membres. On note avec soin toutes leurs altérations, puis on fait de grandes incisions dans les muscles.

L'examen cadavérique terminé, on remet tout en place; on ne dépose le corps dans le cercueil qu'après l'avoir fait mettre dans un drap, qui est cousu et ensuite scellé par le commissaire.

IDENTITÉ.

L'identité s'établit sur les divers caractères qui ont été étudiés dans les chapitres précédens.

Chapitre quatorzième.

Rapports.

On donne le nom de rapport à un acte dressé par ordre de l'autorité, renfermant l'exposition d'un ou de plusieurs faits et les conclusions qui en découlent. On en admet aujourd'hui trois espèces, les rapports judiciaires, administratifs et d'estimation.

RAPPORTS JUDICIAIRES ET ADMINISTRATIFS.

Leur différence consiste en ce que les premiers sont demandés par les magistrats et les officiers de police judiciaire, tandis que les seconds sont provoqués par l'autorité administrative (préfets et sous-préfets), dans un but d'hygiène publique ; c'est ce qu'on nomme rapports de *commodo* et *incommodo* ; mais tous les deux doivent comprendre trois parties.

Dans la première ou *exposition*, on indique les nom, prénoms, qualités et domicile du rapporteur. On note le jour, l'heure et le lieu de la visite, la qualité du magistrat qui l'a ordonnée ; celle de celui que l'on accompagne, et l'on désigne les personnes présentes.

Dans la seconde ou *historique*, *narration*, il faut entrer dans tous les détails, et dire, sans redouter le reproche de minutie, tout ce que l'on peut voir et découvrir. On doit indiquer, d'une manière scrupuleuse, comment on a procédé aux recher-

ches, les procédés employés : si l'on
parle d'une blessure, il faut noter
la position du corps ; la présence
de l'instrument vulnérant, la situation de la plaie, ses différens caractères, etc. : on ne doit surtout expo-
ser que les détails relatifs à la question qui fait l'objet du rapport ; mais
ce que nous ne pouvons assez recommander, c'est de bien insister sur les
caractères distinctifs ; tout le rapport
est là.

Dans la troisième partie ou *conclusion*, on déduit les conséquences de
l'examen des faits et de leur comparaison, et l'on exprime son opinion
avec toute la conviction que réclame
un pareil devoir.

RAPPORTS D'ESTIMATION.

Ce sont ceux que donne un médecin pour régler les honoraires que de-

mandent ses confrères, ou les pharmaciens. Il faut donc 1° noter en marge du mémoire qui a été présenté le jugement porté sur chaque article; 2° les réductions des prix doivent être indiqués en chiffres et à la marge; on y met le mot *bon*, lorsqu'on ne trouve rien à retrancher; 3° on aura égard au mérite de l'opération, à la nature de la maladie; à son importance et à sa durée; 4" la qualité et la fortune des personnes doivent être prises en considération; 5° l'éloignement ou la proximité du malade; 6° lorsqu'on aura à décider le prix des substances médicamenteuses, on prendra pour terme de comparaison, le prix moyen auquel elles sont débitées; 7° s'il arrive que des officiers de santé portent des médicamens à un taux exorbitant, il faut en diminuant les prix, prendre

en considération la difficulté qu'ils
éprouvent à se faire rétribuer.

CERTIFICATS.

C'est la simple attestation d'un fait
ayant trait à la médecine. On peut les
donner sur la demande de l'autorité
ou sur celle d'un simple particulier.

CONSULTATIONS MÉDICO-LÉGALES.

Ce sont de véritables mémoires, rédigés par un ou plusieurs médecins ,
pour établir la vérité ou la fausseté
d'un ou de plusieurs faits qui rentrent
ordinairement dans une question de
médecine légale. L'on doit ici s'engager dans des discussions scientifiques
et les développemens sont nécessaires.

Ier RAPPORT.

EMPOISONNEMENT PAR L'ARSENIC.

Nous soussigné, etc.... demeurant à..... en présence de M. le commissaire de police et de MM..... avons procédé à l'exhumation d'un cadavre qui était déposé depuis trente-deux jours dans la terre. A peine le cercueil fut-il ouvert, qu'il s'en exhala une odeur horriblement fétide.

L'identité n'ayant pu être reconnue que plusieurs heures après, on le transporta dans une salle où il fut rapidement dépouillé de son linceul : trois pintes d'eau contenant un huitième de chlorure de chaux furent versées sur le corps qui fut à l'instant désinfecté.

La stature du cadavre était d'environ cinq pieds ; la tuméfaction était extrême, la peau d'un brun - noirâtre, la pression du linceul avait singulièrement altéré les traits, la peau était grisâtre à la poitrine, d'un brun noirâtre au scrotum et aux cuisses, la peau des membres était d'un vert foncé, l'épiderme était détaché ou s'enlevait avec facilité.

En incisant la peau, on trouvait les muscles légèrement ramollis, le tissu cellulaire était surtout saponifié à la face et au tronc.

L'ouverture du cadavre faite suivant les règles de l'art, une ligature fut appliquée sur l'œsophage et le rectum, et toute la masse intestinale fut enlevée avec soin.

L'état de tous les organes contenus dans les trois cavités n'avait éprouvé que les altérations qui sont le résultat de la décomposition (dans le procès verbal, cet état est décrit).

Le tube digestif qui avait été détaché fut ouvert avec toutes les précautions possibles pour recueillir les matières qu'il pouvait renfermer, l'œsophage était presque dans l'état naturel; l'estomac était énormément distendu par des gaz, sa consistance ne paraissait pas diminuée, et sa membrane muqueuse était tapissée par une couche assez épaisse de mucosités jaunâtres; celles-ci enlevées, on apercevait près de l'extrémité splénique, une tache d'un jaune serin; il y avait au voisinage des orifices œsophagien et pylorique et de la portion splénique des traces évidentes d'inflammation. Les mucosités jaunâtres diminuaient à mesure que l'on avançait vers la fin de l'iléum, où l'on apercevait quelques grains blanchâtres et durs; le cœcum et le colon paraissaient dans l'état naturel.

Passant ensuite à l'examen chimique des matières recueillies dans le tube digestif, les essais suivans ont été faits.

1º L'acide hydrosulfurique versé sur une portion de liquide lui a donné une couleur jaune, et l'addition de quelques gouttes d'acide hydrochlorique a déterminé un précipité de flocons jaunâtres qui ont paru être du sulfure d'arsénic.

2º L'ammoniaque versée goutte à goutte dans une partie du liquide, n'a déterminé aucun dépôt.

3º On a pris une nouvelle quantité des matières qui avaient été trouvées dans le tube digestif, et on a projeté sur un charbon incandescent quelques uns des grains blanchâtres. Ils se sont volatisés sous forme d'une fumée blanche.

4° Ces essais avaient suffi pour faire reconnaître l'acide arsénieux (oxide blanc d'arsenic). Mais voulant obtenir l'arsenic métallique, on a fait dessécher au bain-marie les matières retirées de l'intestin , et les ayant mêlées à de la poudre de charbon, et à un peu de potasse caustique, on les a calcinées dans un petit tube de verre, sur les parois duquel l'arsenic métallique est venu se déposer.

5° Il restait à savoir si le poison était combiné à la membrane muqueuse; pour s'en assurer, on en a pris une portion, et après l'avoir desséchée à une douce chaleur, on l'a projetée par parcelle dans un matras à long col, contenant du nitrate de potasse fondu : il fut facile de s'assurer que le résidu contenait de l'arséniate de potasse.

Les auteurs ont cru pouvoir con
clure de ces observations :

1° Que la décomposition putride
n'était pas assez avancée pour masquer les altérations.

2° Que la mort a certainement
été causée par l'emploi de l'acide arsénieux, dont l'analyse chimique a
démontré le présence en assez grande
quantité.

En foi de quoi : etc.

II° RAPPORT.

EMPOISONNEMENT PAR LE SUBLIMÉ CORROSIF.

Nous soussigné... docteur en médecine etc.... domicilié à.... conformément à l'ordonnance de M. le juge
d'instruction..... nous sommes transporté à... au domicile du sieur...pour
constater la véritable cause de la mort

de M. B.... décédé la veille après une maladie de quelques heures : nous nous sommes fait rendre compte des circonstances qui ont précédé l'événement, voici les renseignemens que nous avons obtenus.....

Nous avons ensuite procédé à l'examen du cadavre qui fut reconnu par les témoins pour être celui de M. B... Il avait cinq pieds six pouces de longueur, paraissait celui d'un homme de cinquante ans, maigre, mais bien portant, il portait une légère cicatrice au-dessous de l'œil gauche. Les draps étaient salis par des matières qui paraissaient de la même nature que celles qui étaient contenues dans plusieurs cuvettes.

L'examen intérieur nous a montré une forte inflammation du tube digestif ; l'estomac était surtout altéré, sa membrane muqueuse était d'un rouge foncé, et offrait çà et là de petits points noirâtres provenant d'ecchymoses, les intestins n'offraient rien de particulier, le paquet intestinal entier après avoir été détaché, fut placé dans un vase de terre.

Les matières contenues dans l'estomac, le duodénum, l'intestin grêle et le gros intestin, avaient été mises dans quatre fioles séparées. Le sceau du commissaire de police fut apposé sur tous ces objets.

Arrivé dans le laboratoire de M.... après avoir reconnu l'intégrité du scellé, les différens vases ont été ouverts, et l'on s'est occupé par des expériences convenables de déterminer la nature des liquides recueillis lors de l'ouverture du corps.

1° Une bande de papier de tournesol appliquée sur la face interne de l'estomac, a pris aussitôt une teinte rouge très foncée.

2° Une lame de cuivre rouge décapée appliquée sur cette partie y a pris après deux minutes une teinte noirâtre qui par le frottement avec le papier est devenue blanche, brillante, et argentine.

3° La liqueur extraite de l'estomac a rougi le papier de tournesol.

4° Par la potasse et l'eau de chaux la liqueur a précipité en jaune rougeâtre.

5° Par un excès de potasse, ou de chaux, en jaune serin.

6° Par l'ammoniaque liquide, en blanc.

7° Par les hydrosulfates solubles, en noir.

8° Une lame de cuivre bien décapée, plongée dans la dissolution, est passée à la coloration noirâtre,

et par le frottement avec le papier,
elle est devenue d'un blanc brillant,
argentin.

9° Ces précipités lavés et séchés sur
un filtre, puis chauffés graduellement
pendant quelques minutes dans un
tube étroit, on a vu le métal se déposer sur les parois du vase en petits
globules, très fins, et très brillans,
d'un saveur très styptique.

Les matières du vomissement, soumises à une courte ébullition dans
de l'eau distillée, furent placées sur
un filtre, la liqueur obtenue a four-
ni des caractères absolument semblables.

La membrane interne de l'estomac
ayant été mise dans une grande
cornue de verre, le résultat en fut le
même.

Les produits de l'intestin grêle ont
offert des faits analogues.

De ces observations nous croyons pouvoir conclure :

1° Que les produits trouvés dans l'estomac et l'intestin grêle contenaient une quantité notable de deuto-chlorure de mercure (sublimé corrosif);

2° Que les matières du vomissemens étaient mêlées à une substance parfaitement analogue ;

3° Que la présence de ce poison rend compte des accidens éprouvés par M. B..., de leur rapidité, de leur gravité et de leur issue funeste.

En foi de quoi nous avons, etc.

Paris, ce

IIIᵉ RAPPORT.

ASPHYXIE PAR STRANGULATION.

Nous soussigné..., sur la réquisition de M. le procureur du roi..., nous sommes transporté aujourd'hui dans la maison... à l'effet de visiter le corps du nommé F..., âgé de..., que l'on a trouvé suspendu à l'espagnolette de la croisée, et de constater la cause de sa mort. Arrivé audit lieu, et en présence de M. l'adjoint, et du commissaire de police, nous avons aperçu le corps qu'on avait détaché de la croisée. Sa figure était décolorée, les lèvres légèrement tuméfiées. On voyait sur le cou, au-dessous du menton, un sillon circulaire de cinq à six lignes de largeur sur trois à quatre de profondeur, interrompu, sur la partie latérale droite du cou, par une dépression produite par le nœud coulant de la corde qu'on avait trouvée autour de son cou. Les bords du sillon étaient d'une couleur violette, et, dans ce point, la peau paraissait sèche et amincie, brunâtre et comme tannée.

A la partie postérieure du tronc, il existait quelques légères ecchymoses.

A l'autopsie, on trouva les vaisseaux du cerveau engorgés; le tissu cellulaire correspondant au sillon circulaire, était infiltrée, et l'os hyoïde avait été fracturé; les cavités droites du cœur étaient distendues par un sang noir et fluide.

Les poumons incisés, il s'en écoula une grande quantité de sang noir et fluide, que l'on retrouvait dans les bronches et la trachée artère. Les autres organes n'offraient aucune altération. Le pénis était en érection, et la partie de la chemise qui se trouvait en contact avec cet organe, présentait des taches humides et jaunâtres, qu'on a reconnues être de nature spermatique.

De ces diverses circonstances, nous croyons pouvoir conclure :

1° Que la mort a été causée par la strangulation ;

2° Que les légères ecchymoses trouvées sur la partie postérieure du tronc, annoncent que l'individu a fait quelques mouvemens convulsifs ;

3° Que l'abondance du sang noir et fluide dans les poumons et dans les cavités droites du cœur, l'érection du pénis, l'éjaculation du sperme, confirment l'opinion que nous avons émise sur le genre de mort de M. F....

En foi....

IVe RAPPORT.

BLESSURE. — COUP D'ÉPÉE A LA POITRINE.

Nous soussigné docteur..., demeurant à..., conformément à l'ordonnance de M. le juge d'instruction criminelle, en date..., qui nous a chargé de visiter le corps de M...., mort quarante-huit heures après avoir reçu un coup d'épée, nous sommes transporté ce... à trois heures..., au domicile du mort.

Là, en présence de M. le commissaire de police, nous avons trouvé le corps de M.... étendu sur une paillasse, couché sur le côté gauche, pâle, froid, les membres raides, la poitrine bandée avec une serviette, que soutenait un scapulaire.

Nous l'avons fait placer sur une table, et après avoir enlevé la chemise, nous avons reconnu que cet individu, qui était fortement constitué, pouvait avoir environ trente ans, et que sa mort n'avait pas plus d'un jour de date.

Procédant ensuite à l'examen des parties, nous avons constaté :

1° Une teinte livide, violacée de toute la partie gauche du corps, mais bornée à la peau;

2° Sur le côté droit, à deux pouces en dehors du mamelon, une plaie triangulaire, dont chacun des côtés avait quatre ou cinq lignes d'étendue. Cette plaie ne présentait ni tuméfaction, ni rougeur; les lèvres commençaient déjà à s'agglutiner;

3° En percutant la poitrine, le côté droit a donné un son clair, et le côté gauche un son entièrement mat, indice d'une altération dans cette partie;

4° A l'ouverture, nous avons vu que la plaie avait pénétré entre la cinquième et la sixième côte intercostale droite, qu'elle avait traversé le poumon dans son tiers inférieur, puis percé le médiastin et pénétré dans la cavité gauche du thorax. Il n'y avait aucun épanchement;

5° En continuant l'autopsie, on a trouvé dans le côté gauche un épanchement de sang fluide, mélangé de quelques caillots, en quantité si considérable, que le poumon était refoulé contre le médiastin, et le diaphragme déprimé vers l'abdomen.

En recherchant la cause de cet épanchement, on a aperçu sur la face interne de la quatrième côte, et à son tiers postérieur, une plaie oblongue qui avait entamé la plèvre dans une étendue de cinq à six lignes, et avait ouvert l'artère et la veine intercostales, sans pénétrer au-delà. Le poumon de ce côté offrait les traces de la plaie triangulaire.

Les autres organes ne présentaient rien de particulier.

Conclusions. D'après les détails dans lesquels nous venons d'entrer, il est évident :

1° Que la mort est la suite du grand épanchement sanguin qui a eu lieu du côté gauche de la poitrine;

2° Que cet épanchement a été déterminé par la blessure de l'artère intercostale;

3° Que la coloration violacée du côté gauche provenait de l'attitude gardée après la blessure, et conservée après la mort.

En foi de quoi, etc.

A.....

Vᵉ RAPPORT (1).

PRÉVENTION DE VIOL MAL FONDÉE.

Nous soussignés, docteurs en mé-

(1) Extrait d'un rapport fait à la Faculté de médecine le 2 juin 1815, au nom d'une

decine de la Faculté de Paris, professeurs, etc., demeurant à . . . . ,
sur la réquisition de l'autorité, nous
sommes transportés aujourd'hui. . . ,
rue. . . . , n° . . . , assistés d'un commissaire de police, à l'effet de visiter
la fille de M. M***, âgée de quatre
ans, qu'on soupçonne avoir été déflorée, et infectée de la maladie vénérienne.

Arrivés en ladite maison, dans une
chambre au troisième étage, nous
avons trouvé cette enfant alitée, se
plaignant de douleurs aux parties génitales, de maux de tête, de coryza,

commission composée de MM. les professeurs
Leroux, Dubois, Désormeaux, Dupuytren
(rapporteur), commission nommée par la
Faculté, à l'occasion d'une question de viol
qui lui avait été adressée par M. le préfet
de police. (Briand) Manuel de médecine légale.

de difficulté de respirer, de douleurs
vagues dans la poitrine, et de quintes
de toux très-pénibles. La jeune malade, pâle et délicate, avait le pouls
fébrile, la peau chaude et halitueuse,
le visage rouge et gonflé, les yeux
larmoyans.

Nous avons procédé à l'examen des
parties génitales, et nous avons observé qu'elles étaient rouges, gonflées,
douloureuses ; que l'orifice du vagin
était dilaté, que la membrane hymen
n'existait plus, qu'il s'écoulait par la
vulve un liquide blanc jaunâtre,
comme granuleux, d'une odeur désagréable, et formant en se dessé-
chant, sur la face interne des cuisses,
des croûtes jaunâtres et luisantes ;
qu'il y avait à la face interne des
grandes lèvres de petits ulcères assez
profonds, à bords rouges et irrégu-
liers, recouverts d'un liquide séreux,

opaque, assez consistant, mêlé de sang, et formant aussi des croûtes.

De ces observations il résulte que, d'une part, des symptômes locaux semblent indiquer, sinon un viol consommé, du moins l'introduction d'un corps quelconque dans les parties génitales; que d'un autre côté cette enfant, pâle, faible, délicate, paraîtrait atteinte d'une affection catarhale à laquelle on pourrait peut-être attribuer ces divers symptômes.

Nous penchons d'autant plus en faveur de cette dernière opinion, que la saison et la constitution atmosphérique prédisposent à ce genre de maladie; que chaque année on apporte à nos consultations de petites filles qui présentent tous les symptômes énumérés ci-dessus, et indépendans de toute violence.

Nous ajouterons : 1° que la rupture de l'hymen, soit qu'elle paraisse récente, soit qu'elle paraisse ancienne, peut être produite par un grand nombre de causes différentes, sans qu'on puisse déterminer à laquelle de ces causes on peut l'attribuer ; 2° que la phlogose des grandes et des petites lèvres étant un effet, une suite de toutes les inflammations des parties génitales externes, on ne saurait la regarder comme une preuve de violence; 3° que l'ecchymose est elle-même très-fréquemment un résultat de l'inflammation dans les tissus éminemment vasculaires, comme l'est celui de la vulve; 4° qu'un écoulement jaunâtre, verdâtre ou sanguinolent, indique plutôt un degré de l'inflammation, que la cause de cette inflammation; 5° que la dilatation de l'orifice vaginal peut être un effet du relâchement des parties, aussi bien que celui d'un effort, fait pour introduire un corps étranger dans ce canal.

D'après toutes ces considérations ; nous dirons que rien ne prouve qu'il y ait eu viol ni défloration, que, selon toute apparence, cette petite fille n'est affectée que d'un catarrhe, qui pourra céder à un traitement rationnel.

En foi de quoi, etc.

A Paris, ce 2 juin 1815.

VIe RAPPORT.

ACCOUCHEMENT RÉCENT. INFANTICIDE.

Nous soussigné, docteur en médecine de la Faculté de . . . ., demeurant à . . . ., sur la réquisition de M. le Procureur du roi, en date. . . . nous sommes transporté aujourd'hui . . . ., accompagné de MM. . . . .,

chez madame C. . ., lingère, rue . . .,
au premier étage, pour constater son
accouchement récent, et la cause de
la mort de son enfant.

Arrivés dans la chambre de madame C. . . ., nous l'avons trouvée
couchée, et se plaignant de coliques
dans l'abdomen.

La physionomie était colorée, la
peau chaude, le pouls vif et fréquent.

Les seins étaient gonflés, volumineux, douloureux; il s'écoulait par
le mamelon un liquide séreux.

Le ventre était mou, ridé, parsemé
d'une multitude d'éraillures, principalement répandues dans l'espace qui
sépare les aines et le pubis de l'ombilic. On sentait un écartement assez
considérable de la ligne blanche.

Les parties extérieures de la génération étaient gonflées et douloureuses, l'entrée du vagin très-dilaté, au-

cun liquide ne sortait par cette ouverture, ce qui s'explique par la fièvre de lait.

Par le toucher il fut facile de reconnaître que le col de l'utérus était en
partie effacé; on pouvait aisément y
introduire deux doigts; la main appliquée sur l'hypogastre, sentait que
le corps de l'utérus était ferme, volumineux, et s'élevait au-dessus du
pubis.

D'après ces faits, nous croyons
pouvoir affirmer que madame C. . . .
est réellement accouchée depuis peu
de temps; que les accidens qu'elle
éprouve maintenant dépendent de la
fièvre de lait, et que l'accouchement
a été naturel.

Nous avons immédiatement procédé à l'examen de l'enfant, que l'on
nous a dit mort-né, et nous avons
noté ce qui suit :

1°. Cet enfant, du sexe masculin, bien constitué, avait dix-sept pouces de longueur, et pesait six livres. Les tégumens étaient uniformément rouges, la peau couverte d'un enduit sébacé et l'épiderme intact.

2° L'insertion du cordon répondait à la moitié du corps ; sa ligature avait eté faite d'après les principes.

3° En continuant nos recherches nous aperçûmes dans l'oreille droite une matière qui nous parut du cérumen épais ; ayant cherché à la détacher, nous constatâmes que le conduit auriculaire externe avait été traversé et brûlé par un corps métalliquitre chaud ; car la peau était sèche, jaunâtre, comme cornée ; on y voyait de petites vésicules ; l'introduction d'un stilet dans la plaie nous permit de pénétrer à plus d'un pouce dans la cavité du crâne.

L'autopsie ayant été faite, on trouva le gros intestin rempli de méconium d'un vert foncé et d'une consistance poisseuse.

Les poumons étaient d'un rouge foncé, crépitans, ils surnagèrent après avoir été detaché avec le cœur et le gros vaisseaux, et avoir été placés dans un vase rempli d'eau; en les coupant par morceaux, chacun d'eux surnageait; la compression ne pouvait en chasser l'air.

En disséquant la tête et suivant la plaie de l'oreille, on reconnut que la tige métallique qui l'avait faite, avait pénétré dans le crâne en brisant la partie supérieure du cercle osseux qui soutient la membrane du tympan. La dure-mère était perforée, et le cerveau désorganisé dans une assez grande étendue. Les traces de la lésion démontraient que la tige avait été portée en différens points, toutes ces parties étaient baignées de sang.

De ces faits nous croyons pouvoir conclure.

1° Que cet enfant est né à terme, viable ainsi que le démontrent l'insertion du cordon, la pesanteur, la longueur du corps, et sa bonne organisation.

2° Que les expériences pulmonaires prouvent qu'il a respiré complètement.

3° Que la mort a eu lieu peu de temps après la naissance, ainsi que le démontrent la non exfoliation de l'épiderme, la couleur rouge des tégumens, l'enduit sébacé et la mollesse du cordon ombilical.

4° Que la mort est due à l'introduction de la tige métallique qui a désorganisé le cerveau et occasioné l'hémorrhagie.

5° Que l'état de la peau, la présence de phlyctènes, l'épanchement du sang annoncent que la blessure a été faite du vivant de l'enfant.

En foi de quoi.....

A.....

VIIe RAPPORT.

VIABILITÉ DU FOETUS.

Nous soussignés.....

Arrivé dans la chambre, on nous a présenté le cadavre d'un enfant du sexe masculin, né depuis six jours et mort la veille. La mère nous a dit être enceinte de sept mois, lorsqu'elle était accouchée, qu'elle n'avait ja-

mais été malade, et que l'accouchement avait été facile. M. B.... accoucheur a également attesté que
le travail avait été de courte durée et
sans accident; il croyait pouvoir attribuer la mort de l'enfant à ce qu'il
aurait été imprudemment exposé à
l'action d'un air très froid, trois jours
après la naissance.

Nous avons procédé à la visite et
à l'ouverture du cadavre; nous avons
reconnu qu'il était long de quatorze
pouces deux lignes; qu'il pesait trois
livres deux onces un gros; que la
moitié du corps répondait à un
pouce environ au-dessus de l'ombilic; que le cordon ombilical était
tombé depuis peu; que la peau était
rosée et recouverte d'un enduit sébacé;
que les ongles étaient déjà assez con-
sistans; que le cerveau, d'un blanc

jaunâtre, n'offrait aucune trace de matière grise ; que les poumons étaient bien développés, qu'ils étaient gorgés de sang et comme hépatisés, et que néanmoins ils étaient plus légers que l'eau ; que la membrane muqueuse qui les revêt était d'un rouge vif : du reste tous les autres organes étaient sains ; le cadavre était froid, les membres raides, et on n'apercevait aucun signe de putréfaction.

Ces faits nous portent à conclure : 1° que l'enfant dont il s'agit était âgé d'environ sept mois ; 2° qu'il a vécu ; 3° qu'il est mort depuis peu ; 4° que s'il est vrai que la plupart des enfans de cet âge périssent, il en est qui vivent, et que celui-ci était assez bien conformé pour qu'il fût permis de le considérer comme viable, d'autant plus que pendant trois jours il avait exercé librement ses fonctions ; 5

qù'il a succombé à une inflammation de poumons, occasionée probablement par l'effet du froid. (Orfila).

En foi de quoi....

A P.....

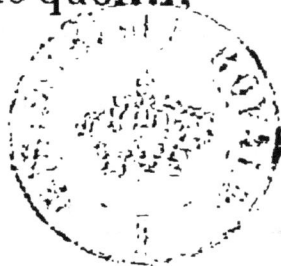

FIN.

TABLE

DES MATIÈRES.

FIN DE LA TABLE.

ERRATUM. — A la page 271 , ligne 12 , au
lieu de *prétextée*, celle que l'on feint d'a-
voir, *lisez* : celle dont on se plaint , pour en
tirer quelque avantage.

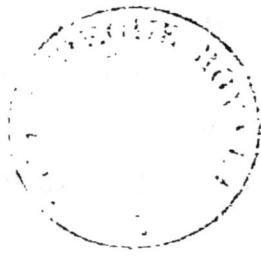

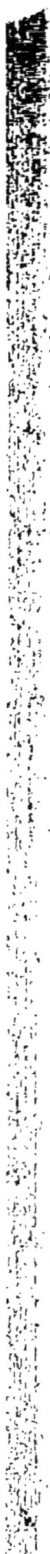

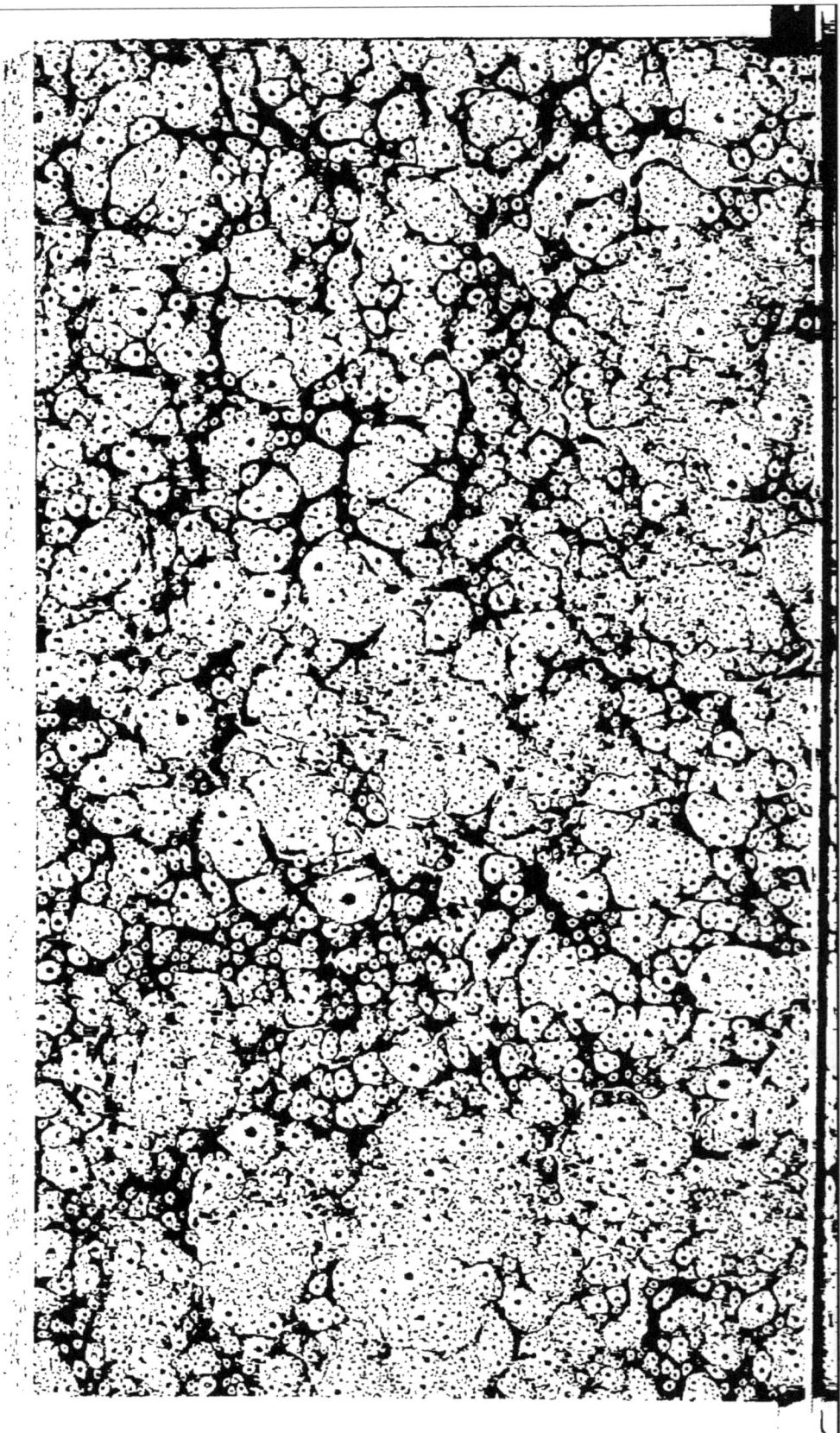

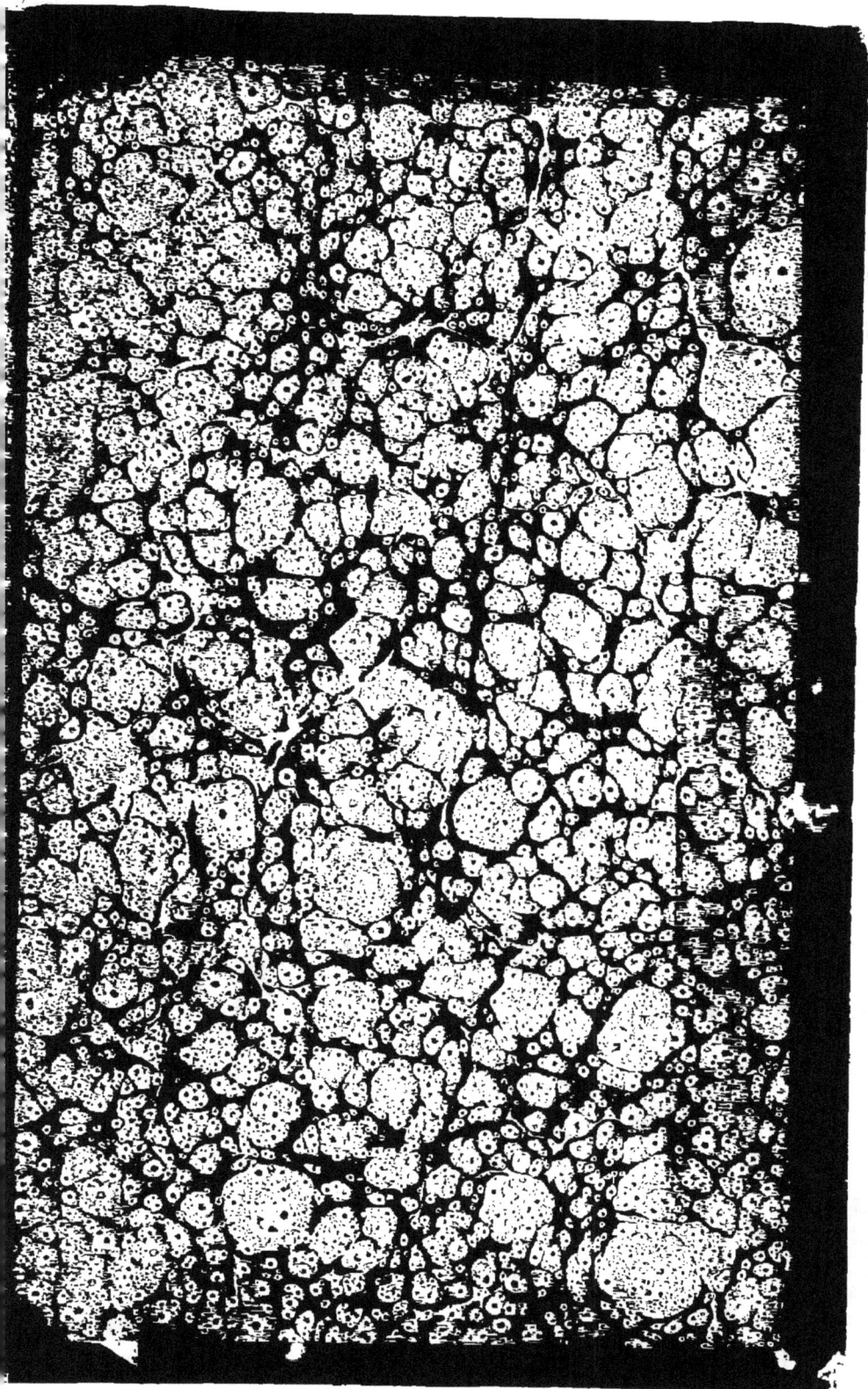

www.ingramcontent.com/pod-product-compliance
Lightning Source LLC
Chambersburg PA
CBHW061115220326
41599CB00024B/4047